国医绝学百日通

黄帝内经一日通

李玉波　翟志光　袁香桃◎主编

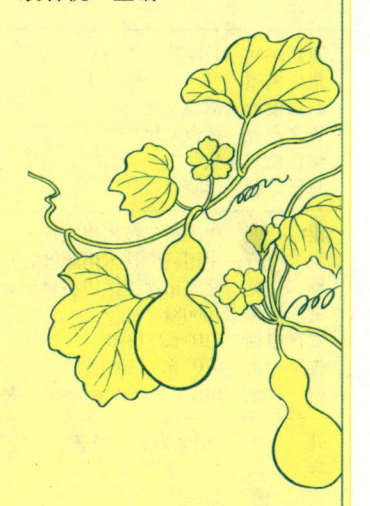

中国科学技术出版社
·北 京·

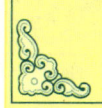

图书在版编目（CIP）数据

黄帝内经一日通 / 李玉波, 翟志光, 袁香桃主编. -- 北京：中国科学技术出版社, 2025.2

（国医绝学百日通）

ISBN 978-7-5236-0766-4

Ⅰ. ①黄… Ⅱ. ①李… ②翟… ③袁… Ⅲ. ①《内经》—研究 Ⅳ. ①R221

中国国家版本馆CIP数据核字(2024)第098691号

策划编辑	符晓静　李洁　卢紫晔
责任编辑	曹小雅　王晓平
封面设计	博悦文化
正文设计	博悦文化
责任校对	焦　宁
责任印制	李晓霖

出　　版	中国科学技术出版社
发　　行	中国科学技术出版社有限公司
地　　址	北京市海淀区中关村南大街 16 号
邮　　编	100081
发行电话	010-62173865
传　　真	010-62173081
网　　址	http://www.cspbooks.com.cn

开　　本	787毫米×1092毫米　1/32
字　　数	4100千字
印　　张	123
版　　次	2025 年 2 月第 1 版
印　　次	2025 年 2 月第 1 次印刷
印　　刷	小森印刷（天津）有限公司
书　　号	ISBN 978-7-5236-0766-4 / R·3282
定　　价	615.00元（全41册）

（凡购买本社图书，如有缺页、倒页、脱页者，本社销售中心负责调换）

目录

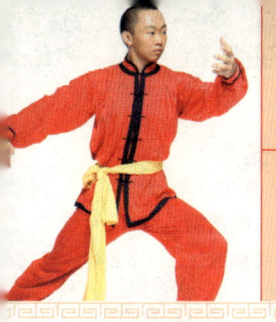

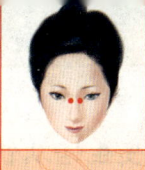

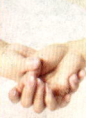

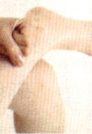

第一章 认识《黄帝内经》，科学调养身体

了解《黄帝内经》的养生观... 1
生命过程的基本规律——生长壮老已... 3
认识五脏、六腑及奇恒之腑... 5
经络是人体气血的通道... 8
认识中医诊断疾病的"四诊"... 11

第二章 十二时辰养生法

子时——胆经当令... 13
丑时——肝经当令... 14
寅时——肺经当令... 15
卯时——大肠经当令... 16
辰时——胃经当令... 17
巳时——脾经当令... 18
午时——心经当令... 19
未时——小肠经当令... 20
申时——膀胱经当令... 21
酉时——肾经当令... 22
戌时——心包经当令... 23
亥时——三焦经当令... 24

第三章 四季养生及二十四节气养生

顺应气候变化养生... 25
春季养生... 27
夏季养生... 29
秋季养生... 31
冬季养生... 33

第四章　享受生活从饮食养生开始

认识食物的"五味四性"......35
不同年龄段人群的饮食调养..38
掌握饮食养生的精髓............41
饮食养生的禁忌....................44

第五章　中药养生法

了解中药的有关常识............47
常用养生保健中药................50
常用养生药膳方....................55

第六章　情志、起居与不同体质的养生法

情志养生法............................57
起居房事养生法....................58
不同体质的养生法................60

第七章　经络养生法——通过按摩、针灸、拔罐和刮痧启动人体自愈力

了解针灸、按摩、拔罐和刮痧......64
督脉......66
任脉......67
肺经......68
大肠经......69
胃经......70
脾经......71
心经......72
小肠经......73
膀胱经......74
肾经......75
心包经......76
三焦经......77
胆经......78
肝经......79

第八章　养生绝学随身带

流传千年的古代养生秘诀....80
站养生桩................................82
脊柱健身操............................86
刺激经络穴位的小动作........88

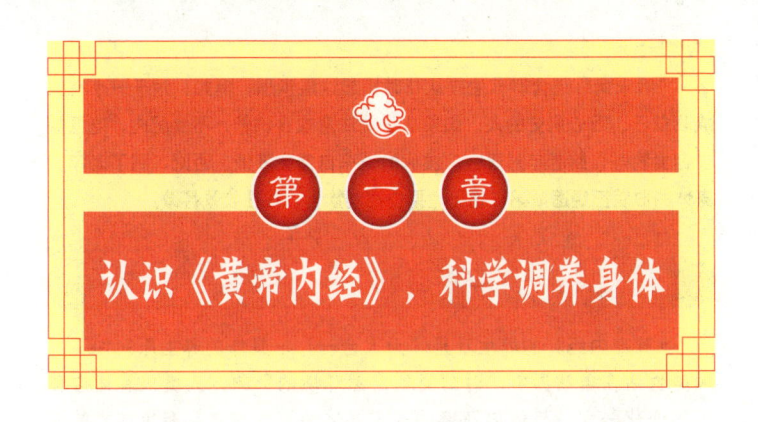

第一章 认识《黄帝内经》，科学调养身体

了解《黄帝内经》的养生观

养生，实际上就是要人们把观念从看重"人的病"转变为看重"病的人"，也就是要求人们学会管理自己的身体和健康。得了病不可怕，但要在它变得严重以前就将其扼杀于摇篮之中。

不要临渴穿井——治未病

"不治已病治未病"是《黄帝内经》提出来的防病养生法。"治未病"这种医学思想，在经历了数千年的发展和完善后，现已成为中医理论体系中不可或缺的组成部分。"治未病"涵盖未病先防、既病防变、病后防复三个层面，强调人们应该注重保养身体，提高机体的抗病能力，达到未生病前预防疾病的发生，生病之后防止进一步发展，以及疾病痊愈以后防止复发的目的。这样才能掌握防治疾病的主动权，达到"治病十全"的

"上工之术"。

"治未病"还含有养生应从儿时抓起这层意思。例如，对于一个有家族高血压、冠心病史的人，如果从小就注意饮食调养，不食肥肉，吃低盐少糖食物等，到老年时冠心病发病的概率自然会降低。否则，到了老年，身体的血管已经逐渐粥样硬化，再去控制饮食，往往收效甚微。

"天人合一"的养生观

《黄帝内经》的养生观是"天人合一"，具体的养生原则如下：人类生活在自然界中，时刻受到自然环境的影响，人类只有适应环境的变化，保持机体内环境的稳定，才能延缓衰老和避免疾病的发生；还要顺应四时气象调养五脏之气，即顺应春夏秋冬的季节变化，与天地阴阳保持协调平衡，达到人和自然统一；远离各种致病因素，避免受外界致病因素的侵袭，调节情志，避免被情志所伤，起居有常，房事有度，饮食有节，是减少疾病的重要途径，是延缓衰老的重要环节；精、气、神为人身三宝，精是气形神的物质基础，阴精阳气是健康长寿之根本，精生于先天，养于后天而藏于五脏，所以先天、后天并重，精、气、神兼养，才能达到颐养天年、防病抗衰、养生益寿的目的。

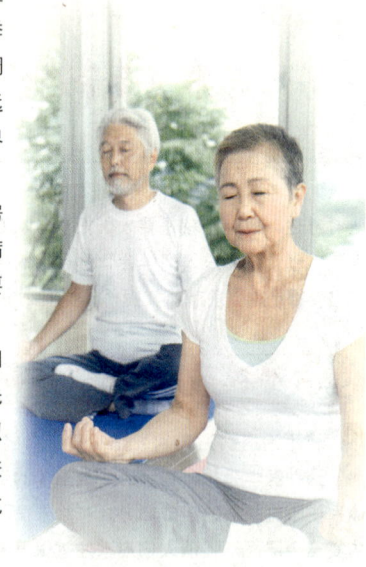

通过冥想可以达到天人合一的境界

生命过程的基本规律——生长壮老已

生、长、壮、老、已的影响因素

生命一般都要经历出生、成长、壮盛、衰老和死亡5个时期。但这种生命历程不同的人有长、短、寿、夭的不同，这种不同主要取决于3个方面：性别、体质和后天养生。性别对生命过程的影响，就像我们所说的"男八女七"，因为男女的性成熟期不同，男性与女性成长的生命过程有很大差异，一般女性衰老来临较男性为早。而《黄帝内经》对黄帝传奇一生 "生而神灵，弱而能言，幼而徇齐，长而敦敏，成而登天" 的描述，恰是一个完美生命过程的写照。

黄帝一出生就跟一般人不一样，很神灵很神奇。在他刚生下来的时候就能够说话，在他幼小的时候做事情就非常迅速、果断，"徇齐"就是"迅疾"，长大了之后，非常敦实，非常敏捷，这样的体质和素质使黄帝登上了天子之位，达到了人生的最高境界。不必去做天子，不管做什么，能够达到行事的一个最高的境界，登上人生的最美境界，却是我们每个人所追求的理想人生过程。但黄帝的一生却告诉了我们体质和素质对人的生命过程的影响。而后天是否善于养生则与人的衰老密切相关。正如《素问·上古天真论》篇所言，善养生者，"年半百而动作不衰"，甚至还能"年老而有子"，延缓衰老的进程。黄帝正是由于注重养生，并且长期坚持修养，因此，他才能得以保全"天真之气"，活到120岁的高龄。

生、长、壮、老、已的决定因素

《素问·上古天真论》明确指出了肾中经气盛衰是人的生、长、壮、老、已的决定因素；人的齿、骨、发的生长状态是观察人的生长发育状况和衰老程度的客观标志。《灵枢·天年》也指出，人生十岁，五脏始定，血气已通，其气在下，故好跑。二十岁，血气始盛，肌肉方长，故好快步走。三十岁五脏大定，肌肉坚固，故好慢步。四十岁，五脏六腑皆大盛已平定，故好坐。五十岁，肝气始衰，目始不明。六十岁，心气始衰，善忧悲，血气懈惰，故好卧。七十岁，脾气虚，皮肤枯。八十岁，肺气衰，故言善误。九十岁，脏腑经脉空虚。百岁，五脏皆虚，神气皆去，形骸独居而终。

由此进一步可知人体的生长与衰老，与脏腑精气旺盛虚衰密切相关。而调养元气，保持人体精气的旺盛，是维持脏腑功能正常，祛病延年的关键。

由于人体元气之衰，始于肝经，年过五十，肝气始衰，所以易出现眩晕，肢麻，甚至跌仆等症。这时调肝即可助精气的生成。有眩晕、肢体麻木等肝阴不足症状者，日常可以选用首乌菊花茶：取制首乌、桑葚各10克，山楂、菊花各6克，开水冲泡之后饮用。年过六十，心气始衰。心主血脉，为五脏六腑之主。心气不足则可见心神不宁，心悸失眠，形体懈惰等不适症状。有心悸、乏力或失眠等心气不足症状者可服用柏子养心丸或麦冬、五味子、人参、黄芪等药物。年过七十以后，脾气渐衰。脾是人体元气升降出入的枢纽，又是气血津液生化的源泉。有身体开始虚胖，气短乏力，咳喘多痰的老年人可用白术10克，半夏、陈皮、生姜各6克，加水煎煮之后取药汁。在药汁中放入洗净的大米煮成健脾粥食用。

生长壮老已是生命的基本规律

认识五脏、六腑及奇恒之腑

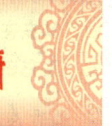

五脏、六腑、奇恒之腑相辅相成

脏腑，是内脏的总称。根据脏腑的生理特点和形态特征，可将脏腑分为脏、腑和奇恒之腑三类。《黄帝内经》中藏象学说的特点是以五脏为中心的整体观。这一整体观体现在以下几个方面：

□ 脏腑相合

脏为阴，腑为阳，一阴一阳相为表里，并经过经脉相互络属联系，密切配合，构成整体。如心合小肠，肺合大肠，脾合胃，肝合胆，肾合膀胱，心包合三焦。此外，脏与脏之间，腑与腑之间也在生理功能上紧密相连。

□ 五脏与形体诸窍联结成一个整体

五脏各有外候，五脏与形体诸窍有着特定的联系。心其华在面，其

五脏、六腑、奇恒之腑

内脏	内容	属性	形态特征	生理功能	临床
五脏	肝、心、脾、肺、肾	阴	实体（非空腔）	化生贮藏精气，满而不实	精气易损，多虚多补
六腑	胆、胃、小肠、大肠、膀胱、三焦	阳	空腔	受盛传化水谷，实而不满	水谷易停，多实多泻
奇恒之腑	脑、髓、骨、脉、胆、女子胞（子宫）	阴	空腔	藏精气	精气易损，多虚多补

充在血脉，开窍于舌；肺其华在毛，其充在皮，开窍于鼻；脾其华在唇四白，其充在肉，开窍于口；肝其华在爪，其充在筋，开窍于目；肾其华在发，其充在骨，开窍于耳和二阴。

五脏应五时

以五脏为中心的5个功能系统在生理功能和病理变化方面受到四时阴阳的影响，肝、心、脾、肺、肾五脏分别与春、夏、长夏、秋、冬相应，体现了人体与自然环境的统一。

统治身体的中央——五脏

藏象学说以五脏为中心，那么五脏在我们身体中就像一个小朝廷的中央。例如：心居胸中，位膈上，属上焦，外护心包，上罩两

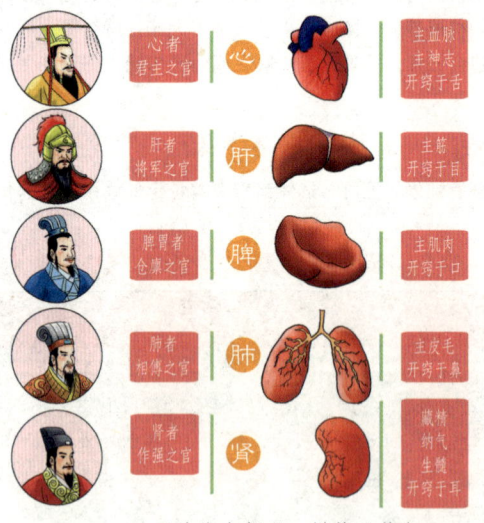

人物	职官	脏	器官	功能
	心者君主之官	心		主血脉 主神志 开窍于舌
	肝者将军之官	肝		主筋 开窍于目
	脾胃者仓廪之官	脾		主肌肉 开窍于口
	肺者相傅之官	肺		主皮毛 开窍于鼻
	肾者作强之官	肾		藏精 纳气 生髓 开窍于耳

五脏像小朝廷一样管理着身体的各项机能

肺，下邻胃脘，联通血脉。心为君主之官，是五脏六腑的统治者，精神的居所。心脏主管人体中所有的血液，包括主生血和主行血两大方面的主血脉和主神志的功能。

统治身体的地方政府——六腑

六腑在身体中就像隶属于一个小朝廷的下属机构或地方机关。例如，三焦为一腔之大腑，孤腑，有名而无形。三焦者，决渎之官，是负责水道通行的"漕运总督"，其功能为通行诸气，为气运行的通道，气化的场所，即通行水液，为水液运行的通道。

辅助治理的特派员——奇恒之腑

奇恒之腑，即脑、髓、骨、脉、胆、女子胞（子宫），具有类似于五脏贮藏精气的作用，即似脏非脏。

◎脑、髓：脑居颅内。髓汇而成，上联目系，下通脊髓。髓的生成与先天之精、后天之精都有关系，其功能有养脑、充骨和化血三个方面。

◎骨：骨有贮藏骨髓和支持形体的作用。肾主骨生髓，若精髓亏损，骨失所养，则不能久立、行则振掉之症。

◎脉：脉的生理功能可概括为两个方面：一是气血运行的通道，即血脉对血的运行有一定的约束力，使之循着一定方向、一定路径而循环贯注，流行不止。二是运载水谷精微，以布散周身，滋养脏腑组织器官。心主血脉，肺朝百脉。

◎胆：胆附于肝，与肝直接相连。胆与肝又互为表里。胆的生理功能是贮藏和排泄胆汁。胆汁直接有助于食物的消化，为六腑之首。但是，由于胆本身并无传化食物的生理功能，且贮藏精汁，故又属奇恒之腑。

◎女子胞（子宫）：女子胞，即子宫，为女性的生殖器官。居小腹中央，位膀胱之后，下通前阴，督脉、任脉、冲脉均起于胞中，肝脏的经脉抵小腹过胞宫。女子胞主要功能为主持月经和孕育胎儿。

经络是人体气血的通道

人体除了脏腑、气血津液，还需要有一个联络通路。经络就是人体中的这个联络通路。经络是经脉和络脉的总称，其中经脉包括十二经脉、奇经八脉，以及附属于十二经脉的十二经别、十二经筋、十二皮部；络脉包括十五络脉和难以计数的浮络、孙络等。其中十二经脉和任、督二脉是经络的主体部分。

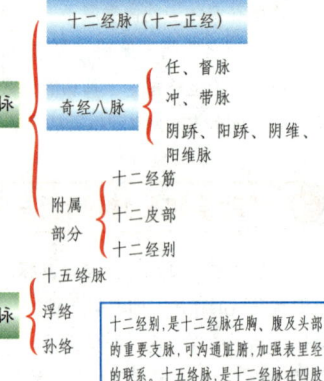

```
         ┌ 经脉 ┬ 十二经脉（十二正经）
         │      │          ┌ 任、督脉
         │      └ 奇经八脉 ┼ 冲、带脉
         │                 └ 阴跷、阳跷、阴维、阳维脉
  经络 ──┤      ┌ 十二经筋
         │ 附属 │
         │ 部分 ┼ 十二皮部
         │      └ 十二经别
         │      ┌ 十五络脉
         └ 络脉 ┼ 浮络
                └ 孙络
```

十二经别，是十二经脉在胸、腹及头部的重要支脉，可沟通脏腑，加强表里经的联系。十五络脉，是十二经脉在四肢部以及躯干前、后、侧三部的重要支脉，起沟通表里和渗灌气血的作用。

经络是我们随身的医生

对于经络的作用，《黄帝内经》记载，经络是人生下来、活下去、生病、治病的根本，并指出经络可以"决死生，治百病"，这是对经络地位和功能的经典概括。经络将人体脏腑、组织、器官连成为一个有机的整体，并借以行气血、营阴阳，使人体各部分的功能活动得以保持协调和相对平衡。如果我们掌握了经络的循行分布特点，充分利用经络、穴位对生理、病理、诊断、治疗等方面的作用来自我保健和预防治疗疾病，那么也就等于拥有了随身的医生。

奇经八脉是各行政和功能科室主任

奇经八脉是别道奇行的经脉，包括督脉、任脉、冲脉、带脉、阴维脉、阳维脉、阴跷脉、阳跷脉，共8条。这8条经脉与脑、髓、骨、脉、胆、子宫有密切联系。奇经八脉中的冲脉是十二经脉之海，调节十二经脉气血；带脉约束纵行诸脉；阴跷脉、阳跷脉分主"一身之阴阳"，具有濡养眼目，司眼睑开合和下肢运动之功；阴维脉和阳维脉"维络诸阴阳"，主一身之表里；冲、带、跷、维脉与人体十二经脉之间有着广泛而密切的联系。奇经八脉沟通了十二经脉之间的联系，将部位相近、功能相似的经脉联系起来，起到统摄有关经脉气血、协调阴阳的作用，对十二经脉气血有着蓄积和渗灌的调节作用。

奇经八脉的共同特点
① 有一定的循行路线
② 不直属脏腑
③ 无表里关系
④ 无逐经相接的关系
⑤ 除任、督脉外无腧穴分布

任、督二脉是主任医师，十二经脉是各科主治医生

十二经脉和任、督二脉是经络的主体，在自我保健和预防治疗疾病中起主要作用。任、督二脉属于奇经八脉，因具有明确穴位，医家将其与十二正经脉合称十四经脉。任脉主血，为阴脉之海；督脉主气，为阳脉之海。也就是说，任、督二脉分别对十二正经脉中的手足六阴经与六阳经起着主导作用。而十二经脉各有所属络的脏腑和循行分布部位，其防治疾病也有所侧重。当十二经脉气血充盈，就会流溢于任、督二脉；相反，若任、督二脉气机旺盛，同样也会循环作用于十二正经脉。任、督二脉与十二经脉相互调节、相互配合，才能保证人体的健康，保证身体的每个部分都能正常工作。

十二经脉的气血流注始于手太阴肺经，依次逐经传注直到足厥阴肝经，足厥阴肝经从足走胸中，专注至手太阴肺经，再由手太阴肺经逐经相传，从而形成了一个周而复始、循环无端的传注系统，将气血周流全身，保证了全身各部组织和器官的营养和功能，以及人体生命活动的正常进行。

络脉是随身的各级医护人员

络脉是人体内经脉的分支，纵横交错，网络周身，无处不至。络脉包括别络、浮络、孙络3类。别络是较大的分支，十二经脉和任、督二脉各自别出一络，加上脾之大络，共计15条，故又称为十五络脉。

十五络脉具有沟通表里经脉之间的联系，统率浮络、孙络，灌渗气血以濡养全身，补充十二经脉循行不足的作用，它们各有自己的主治病候及联络穴位。浮络是络脉中浮行于浅表部位的分支，孙络则是络脉中最细小的分支，它们没有固定的循行路线和主治病候，是人体内没有处方权的医护人员。络脉是维系健康的纽带，只有保持络脉的通畅才能保障人体健康。

十二皮部和经筋是接诊医生

十二皮部和经筋就像接诊医生，永远站在人体最前线。十二经筋的主要作用是约束骨骼，使关节活动。十二皮部则是经脉的气血在皮肤的分布。皮肤是人体系统的第一道防火墙，可以保护机体，抵抗病魔入侵。经络除了向内联系脏腑，向外还要联接经筋和皮部，这样才能了解气血输送、关节活动及皮肤情况以诊断和治疗疾病。

认识中医诊断疾病的"四诊"

中医临床的诊断方法包括望诊、闻诊、问诊、切诊四种方法，称为"四诊"。望诊是对病体的神色形态、舌质、舌苔、排泄物、分泌物进行观察，以了解疾病的变化；闻诊是听病人语声大小，呼吸粗细、咳嗽的轻重及闻某些气味，以了解病情；问诊是询问病人的自觉症状、病因、病情变化、诊治经过及既往史等情况，以了解病情；切诊是通过切脉、按肌肤、四肢手足、胸腹、腧穴等，以了解疾病的变化。"四诊"各有其独特作用，不能相互取代，在临床上必须综合运用，才能对病症做出正确的判断。运用"四诊"时，要把"四诊"有机地结合起来，切不可偏废。这是中医诊断的一个重要原则，下面具体介绍一下这四种诊疗方式。

望舌

望舌是望诊的重要内容之一。中医认为，心、肝、脾、胃、肾的经脉皆通于舌，即舌尖属心肺；舌中属脾、胃；舌两侧属肝胆；舌根属肾。

舌上相对这些部位的变化，可以反映脏腑的病变。舌诊的主要内容包括观察舌质和舌苔，舌质反映脏腑虚实，舌苔反映病邪的性质和深浅，二

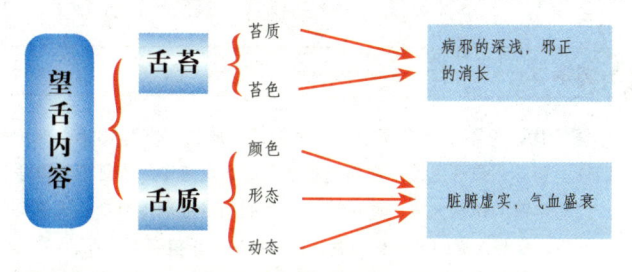

望舌内容
- 舌苔
  - 苔质
  - 苔色
  → 病邪的深浅，邪正的消长
- 舌质
  - 颜色
  - 形态
  - 动态
  → 脏腑虚实，气血盛衰

者是相互联系的。在正常情况下，人体的舌质呈淡红色，舌苔薄白，不滑不燥，干湿适中，为无病之舌。一旦舌象上出现异常颜色和状态，则是人体有病的信号。

闻诊

闻诊包括听声音和嗅气味两方面，通过闻来检查疾病。

闻诊的听声音包括语言和呼吸两部分。沉静而不愿多说话，说话时声音细小低沉，断续无力的，多属虚症、寒症。烦躁而喜多讲话，讲话时发音洪亮，或谵语的，多属实症、热症。

嗅气味包括口气、大小便两个方面。口气臭秽的，多为肺胃有热，或消化不良，或牙疳、龋齿等。大便酸臭的，多为大肠积热或消化不良。大便腥臊而不太臭，同时便质稀薄的，多属虚寒。小便臭秽，同时色黄量少的，多是内热、湿热。

问诊

问诊是询问病人就诊时所感受到的痛苦和不适，以及与病情相关的全身情况，用以诊断疾病的方法。症状是病人在疾病状态下的异常感觉，只有通过问诊才能察知。症是疾病现阶段病理变化的客观反映，是医生诊病辨证的主要依据，是问诊的主要内容。问诊中问疼痛部位是经络诊断的重要方法。例如：通过问头痛的部位可以得知得病的经络。

切脉

中医看病，免不了要先摸摸患者手腕部的脉搏，俗称切脉，亦称脉诊、切诊。切脉，是医生诊察疾病的重要手段，更是中医辨证的"拿手好戏"。经验丰富的中医大夫，通过诊脉，常能相当准确地判断病人患病的部位和性质，推测疾病的进展和预后，窥察体内邪正盛衰等情况。

第二章 十二时辰养生法

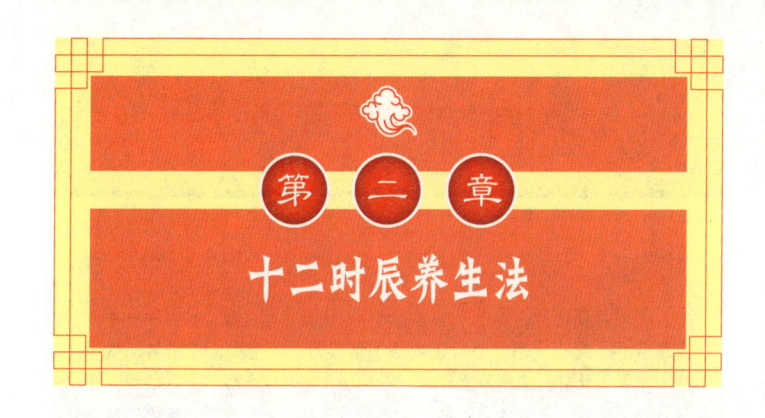

子时——胆经当令

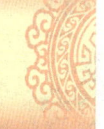

> **— 相关文献 —**
>
> 胆足少阳之脉,起于目锐眦,上抵头角下耳后……入缺盆;其支者,从耳后入耳中,出走耳前,至目锐眦后……
>
> ——《灵枢·经脉》

❀ 子时睡眠是对胆经最好的进补方式

子时(23:00~1:00)气血进入胆经。胆经旺,胆汁推陈出新。胆的生理功能是内藏胆汁,帮助食物消化代谢。不注意按时睡眠,就会影响气血回流胆经。胆经气血异常,就容易出现头晕目眩、耳鸣、皮肤粗糙、胸胁疼痛、失眠多梦、易惊、忧愁、神经官能症等。所以成年人最好养成每天子时前就寝的习惯,若长期子时不睡觉,就更容易衰老。

丑时——肝经当令

> **— 相关文献 —**
>
> 肝足厥阴之脉,起于大趾丛毛之际,上循足跗上廉,去内踝一寸,上踝八寸,交出太阴之后,上内廉,循股阴,入毛中,过阴器,抵小腹,挟胃,属肝,络胆,上贯膈,布胁肋,循喉咙之后,上入颃颡,连目系,上出额,与督脉会于巅;其支者,从目系下颊里,环唇内;其支者,复从肝别贯膈,上注肺。
>
> ——《灵枢·经脉》

丑时最需要养肝血

丑时（1：00～3：00）是足厥阴肝经气血最旺的时刻。从经络循行上可知肝经属肝络胆。肝藏血,肝脏能贮藏、分配和调节全身的血液及疏导全身功能活动,使气血调和。另外,肝经"从目系下颊里",肝开窍于目,肝经气血和眼睛关系密切。如果肝经气血出问题就会有两胁肋胀痛、胸闷、胃口不佳、口苦、腹胀腹痛,出现黑斑、眼袋、黑眼圈等。

丑时养肝血最好的办法是静卧

人躺下休息时血归于肝脏,眼睛得到血的滋养就能看到东西,脚得到血的滋养就能行走,手掌得到血的滋养就能把握,手指得到血的滋养就能抓取。所以养肝血至关重要。人只有休息时,肝脏血流才充分,才能养好肝。人在睡眠时血可养肝,休息不足,肝失所养,会导致肝气不舒、肝郁气滞,所以睡眠不好的人会时常发脾气。

寅时——肺经当令

> **— 相关文献 —**
>
> 肺手太阴之脉，起于中焦，下络大肠，还循胃口，上膈属肺，从肺系横出腋下，下循臑内，行少阴心主之前，下肘中，循臂内上骨下廉，入寸口，上鱼，循鱼际，出大指之端；其支者，从腕后直出次指内廉，出其端。
>
> ——《灵枢·经脉》

寅时深睡滋养肺

寅时（3：00～5：00）肺经旺。这时气血由阴转阳，肺经将肝贮藏的新鲜血液输送百脉，迎接新的一天到来。就是从这个时间段开始，人体的气血根据需要开始重新分配。这个时间是人从静变为动的开始，是转化的过程，这就需要有一个深度的睡眠。熬过夜的人知道，凌晨三四点钟最难熬，那是因为身体不让你熬，这个时候气机是"肃降"的，如果坚持熬下去，就是在往外、往上调自己的阳气，对人体的伤害非常大。

寅时睡浅常练气

寅时肺经最旺，肺有病的人经常会在寅时醒来。肾属水，肺属金，按照五行理论，金生水，虚则补其母，补肾也可采用补金的方法，即"金水相生"法。不论肺病还是肾病，寅时醒来后要是觉得睡不着的话，不妨披好衣服练习面南盘腿静坐。寅时乃肺经当令，肺主一身之气，肺朝百脉，是练气的最好时机。

卯时——大肠经当令

> **相关文献**
>
> 大肠手阳明之脉，起于大指次指之端，循指上廉，出合谷两骨之间，上入两筋之中，循臂上廉，入肘外廉，上臑外前廉，上肩，出髃骨之前廉，上出于柱骨之会上，下入缺盆，络肺，下膈，属大肠。其支者，从缺盆上颈，贯颊，入下齿中，还出挟口，交人中，左之右，右之左，上挟鼻孔。
>
> ——《灵枢·经脉》

卯时可刺激大肠经

卯时（5:00～7:00）气血流注于大肠经，大肠经旺，有利于排泄。清晨起床后最好排大便之后，锻炼身体，做一下养生操，大肠经与肺经分别循行于手拇指一侧的内外侧，可以用一手搓摩另一手臂，着重按摩手臂的前缘以及颜面和颈部，以促进经脉气血循环，或打太极拳以舒张经络。

排便有问题不只是大肠的过错

在中医的问诊里，中医问二便很多是在了解心肺的功能。肺与大肠相表里，功能上互相影响，有时大便变稀或者是便秘，实际上是肺气出问题了。便秘可能因肺气过实，津往外渗透，把里面的液都渗透出来了，或者是因气虚排便无力都会形成便秘。但如果经常早起腹泻，那可不仅是肺与大肠的毛病了。每天早晨天未亮之前即肠鸣泄泻，这叫五更泄，也叫晨泄。致病原因主要是肾阳虚，命火不足，不能温养脾胃。

辰时——胃经当令

— 相关文献 —

胃足阳明之脉,起于鼻之頞交中……下循鼻外,入上齿中,还出挟口环唇……出大迎,循颊车,上耳前,过客主人,循发际,至额颅,其支者,从大迎前下人迎,循喉咙,入缺盆,下膈,属胃,络脾,其直者,从缺盆下乳内廉,下挟脐,入气冲中……抵伏兔,下膝膑中,下循胫外廉,下足跗,入中指内间……

——《灵枢·经脉》

辰时一定要吃好早餐

辰时(7:00～9:00)气血流注胃经。胃主受纳,腐熟水谷。将脾胃的受纳运功能比作仓廪,可以摄入食物,并输出精微营养物质以供全身。以水谷为本,胃经旺,有利于消化。上午是阳气最足的时候,人体也是阳气气机最旺盛的时候,此时进食早餐最易被消化、吸收、代谢、利用,提供一天所需热量。现在很多人喜欢在清晨醒来后喝冰粥或冰奶茶,但是晨起时吃、喝冷的食物,会使气血流通不畅,此时气血流注于胃经,很容易伤了脾胃。

辰时最宜调理胃经气血

肠胃受到伤害会出现胀满疼痛、呕吐反胃、口臭、消化不良等。辰时,脾胃经循行于腿的两侧和胸腹部,所以揉搓或敲打两腿或推摩胸腹部都是滋养脾胃的好方法。老年人消化不好,宜常按摩腹部,可仰卧于床,以脐为中心,沿顺时针方向用手掌旋转按摩20次。

巳时——脾经当令

相关文献

脾足太阴之脉，起于大趾之端，循趾内侧白肉际，过核骨后，上内踝前廉，上踹内，循胫骨后，交出厥阴之前，上膝股内前廉，入腹，属脾，络胃，上膈，挟咽，连舌本，散舌下，其支者，复从胃，别上膈、注心中。

——《灵枢·经脉》

工作之余不要忘了养脾

巳时（9:00～11:00）气血流注于脾经。脾主运化，主肌肉四肢，脾主要是把胃消化腐熟了的精微物质输送到肌肉腠理当中。脾经旺，有利于吸收营养、生血。吃过早餐后，需要依靠脾胃的运化，脾的功能好，消化吸收好，血气充足，所以白天工作干劲十足。如果脾脏虚弱就易出现胃口不佳、四肢倦怠、头晕、面色萎黄、腹胀易打嗝等症状。

《黄帝内经》有言"久坐伤肉"。脾主肌肉，长时间久坐不动，周身气血运行缓慢，四肢肌肉缺乏血液的濡养，会导致四肢的酸胀疼痛。脾经起于大趾之端，对足部进行按压或用脚趾做抓地动作可以促进脾经的气血循环。也可踩按大脚趾，能有效刺激肝脾经的井穴隐白和大都，调和肝脾。还可以采用坐位，搭"4"字腿式，用对侧的手逐个按揉或敲打脾经上的隐白、大都、太白、公孙、三阴交穴。

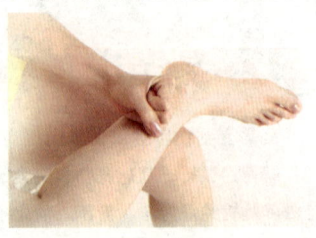

敲三阴交

午时——心经当令

— 相关文献 —

互心手少阴之脉,起于心中,出属心系,下膈,络小肠,其支者,从心系,上挟咽,系目系;其直者,复从心系却上肺,下出腋下,下循臑内后廉,行太阴心主之后,下肘内,循臂内后廉,抵掌后锐骨之端,入掌内后廉,循小指之内,出其端……

——《灵枢·经脉》

午时要养心

午时（11:00~13:00）心经气血充盈。心主血脉,心经旺有利于周身血液循环,心火生胃土有利于消化。同时心主血脉和神志,应该调养休息。如果血脉运行有障碍,会引起急躁失眠、口舌糜烂等问题。

我们可以在吃过午饭之后,用一手摩擦另一手臂内侧,至有热感。按摩手臂之后,小憩一下,"心主神明,开窍于舌,其华在面",心气推动血液运行,安神养精气;人在午时能睡片刻,对于养心大有好处,可使人在下午至晚上都精力充沛。

午时要小睡片刻

《灵枢·营卫生会》曰:"日中而阳陇为重阳",日中即午时,阳陇指阳气极盛,午时阳气最盛。午时是阴阳之气互相交接的时刻,过了午时阳气逐渐转衰,此时应该休息一下,以养护身体的阳气。古代非常重视子午这两个时辰的养生。午睡能消除疲劳,养心养目,有益健康。

未时——小肠经当令

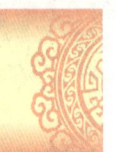

> **相关文献**
>
> 小肠手太阳之脉,起于小指之端,循手外侧,上腕,出踝中,直上循臂骨下廉,出肘内侧两筋之间,上循臑外后廉,出肩解,绕肩胛,交肩上,入缺盆,络心,循咽,下膈,抵胃,属小肠,其支者,从缺盆循颈上颊,至目锐眦,却入耳中……至目内眦,斜络于颧。
>
> ——《灵枢·经脉》

未时是消化吸收的好时机

未时(13:00~15:00)气血流至小肠经。《素问·灵兰秘典论》曰:"小肠者,受盛之官,化物出焉。"小肠的生理功能是受盛化物和泌别清浊。小肠经旺,有利于吸收营养。小肠具有分别清、浊及吸收的功能。小肠虚弱时容易出现心烦口渴、腹部胀痛、拉肚子、营养紊乱、体重减轻、食欲不振、肠炎等症状。养护小肠一定要吃好午餐。小肠是负责吸收的,其所当令的未时,是吸收营养的最佳时刻。所以午餐最好在午时——人的气血最旺,身体最亢奋状态时吃。

未时是按摩颈肩的最佳时刻

手太阳小肠经的经脉循行经过颈肩部,根据"经脉所过,主治所及"的原理,按摩手太阳小肠经的穴位都能治疗颈肩部的病症。又根据"腧穴所在,主治所在",小肠经颈肩部的穴位更擅长治疗颈肩部疾患。有肩周炎或颈椎病的人最好在未时做治疗,能起到事半功倍的效果。

申时——膀胱经当令

相关文献

膀胱足太阳之脉，起于目内眦，上额，交巅，其支者，从巅至耳上角；其直者，从巅入络脑，还出别下项，循肩髆内，挟脊，抵腰中，入循膂，络肾，属膀胱；其支者，从腰中下挟脊，贯臀，入腘中以下贯腨内，出外踝之后，循京骨，至小趾外侧。……

——《灵枢·经脉》

申时是学习的好时机

申时（15：00～17：00）气血流注膀胱经。膀胱经旺，膀胱经循行"从巅入络脑"。此时大脑气血充盛，人体记忆力和判断力都很强，正是学习记忆的好时机。

上午我们学到知识，此时来复习，会收到很好的效果。所以我们千万不要把这段时间给浪费掉了。

申时多按摩

肾与膀胱互为表里，肾中精气有助于膀胱尿液的蒸腾汽化，因为膀胱经是人体中阳气最盛的一条经，肾经与膀胱经经气在足部相接，所以可于申时同时按摩膀胱经和肾经，一阴一阳相互补充。可缓缓地左右转动身体5～6次，然后双脚自然地前后摆动数十次，然后将手掌搓热，置于背后膀胱经背俞穴上，上下摩擦，直至腰部感觉发热，这一方法可以保养我们的五脏六腑。

酉时——肾经当令

> **— 相关文献 —**
>
> 肾足少阴之脉，起于小趾之下，邪走足心，出于然谷之下，循内踝之后，别入跟中，以上踹（腨）内，出腘内廉，上股内后廉，贯脊，属肾，络膀胱，其直者，从肾上贯肝膈，入肺中，循喉咙，挟舌本，其支者，从肺出络心，注胸中。
>
> ——《灵枢·经脉》

酉时要补肾

酉时（17:00~19:00）气血流注肾脏。肾经旺，肾主藏精，有利于贮藏一日的脏腑之精华。肾为先天之本，和心、肝、脾、肺四脏的联系都很密切。如果肾弱则会出现四肢冰冷、精神萎靡、腰膝酸软、头晕耳鸣、失眠健忘、女性更年期等症状。人过中年就会出现夜尿频多、精力不济、腰酸腿软、失眠多梦、胸闷气短、耳鸣耳聋、发落齿摇、易患感冒、四肢畏寒怕冷等肾虚之症，这时我们需要锻炼经络来修复身体器官的损伤。我们要做一些对肾脏有帮助的运动，下班时骑自行车、散步回家都可锻炼这条经络。

酉时多休息

足少阴肾经在酉时经气最旺。"肾藏生殖之精和五脏六腑之精。肾为先天之根。"人体经过申时泻火排毒，肾在酉时进入贮藏精华的阶段。此时不适宜太大的运动量，也不适宜大量喝水，以免增加肾脏的负担。此时是一天的工作完毕，也是适当休息的时候了。

戌时——心包经当令

相关文献

心主手厥阴心包络之脉，起于胸中，出属心包络，下膈，历络三焦，其支者，循胸出胁，下腋三寸，上抵腋下，循臑内，行太阴、少阴之间，入肘中，下臂，行两筋之间，入掌中，循中指，出其端；其支者，别掌中，循小指次指，出其端……

——《灵枢·经脉》

戌时要调心包经

戌时（19：00～21：00）心包经气血充沛。心包经旺，再一次增强心的力量，心火生胃经旺有利于消化。膻中即心包络，心包是心的保护组织，可清除心脏周围外邪，使心脏处于完好状态。此时要保持心情愉快，可以与家人或朋友一起谈谈天，或一起晚餐，但晚餐不宜过腻过多。如果此时在家里，可拍拍手张开双臂调理一下心包经，并给家人一个拥抱。

戌时调养心包经的方法

戌时心包经气血旺，为心包经与脑神经系统活跃的时间。此时可做一些甩手运动，对心脏会有帮助。还可在看电视时，采取两手用力握拳。吸气时放松，呼气时紧握，可连续做6次来调节手三阴经气血，随呼吸而用力，对于调气息及血液循环有好处。而且当用力握拳时，可以起到按摩掌心劳宫穴的作用，因劳宫穴为手厥阴心包经荥火穴，所以具有清心火的功效。如在练习时手握健身环，则效果更佳。

亥时——三焦经当令

> **相关文献**
>
> 三焦手少阳之脉，起于小指次指之端，上出两指之间，循手表腕，出臂外两骨之间，上贯肘，循臑外，上肩，而交出足少阳之后，入缺盆，布膻中，散落心包，下膈，循属三焦……其支者，从耳后入耳中，出走耳前，过客主人前，交颊，至目锐眦。
>
> ——《灵枢·经脉》

亥时的养生关键

亥时（21：00～23：00）阴气更重，阳气更弱，气机下降，此时的养生关键：对于有心肾疾病、低血压、低血糖、阳气虚者，应在此时及时服药，以防夜半病发；此时是入睡的最佳时期。

亥时要及时入睡

亥时三焦经值班。三焦经掌管人体诸气，气血流注于三焦经。人如果在亥时睡眠，百脉可休养生息，对身体十分有益。

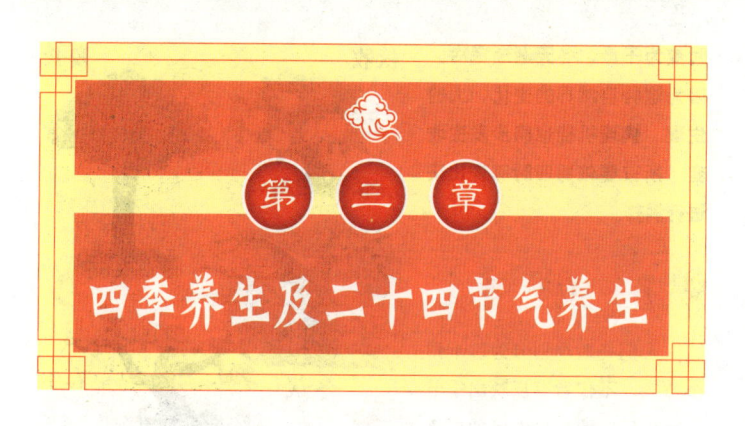

第三章 四季养生及二十四节气养生

顺应气候变化养生

— 相关文献 —

"万物之外,六合之内,天地之变,阴阳之应,彼春之暖,为夏之暑,彼秋之忿,为冬之怒,四变之动脉与之上下,以春应中规,夏应中矩,秋应中衡,冬应中权。"……

——《素问·脉要精微论》

古文今议

《黄帝内经》的四时养生说认为,养生要以四季变化为基础,在养生过程中,必须注意与四时相协调,符合自然规律。一年四季,寒暑燥湿是随着季节变化的,如春天的暖和气候,到了夏天就发展为暑热气候,秋天时变为干燥，冬天渐渐寒冷。因为这种自然界的变化，人的生理、病理机能也同步发生改变。所以要依据四时等变化来进行调养。

名家归纳

人们将四季划分为二十四个节气，不仅能够反映出季节的变化，还能指导农民的农事活动，影响着千家万户的衣食住行，是我国劳动人民创造的独特文化。二十四节气是根据太阳在黄道（即地球绕太阳公转的轨道）上的位置来划分的。视太阳从春分点（黄经零度，此刻太阳垂直照射赤道）出发，每前进15度为一个节气；运行一周又回到春分点，为一回归年，合360度，因此分为二十四个节气。节气的日期在阳历中是相对固定的。但在农历中，节气的日期却不大确定。

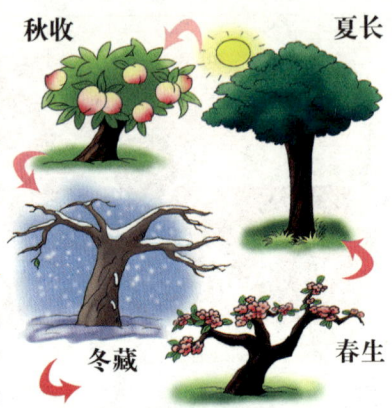

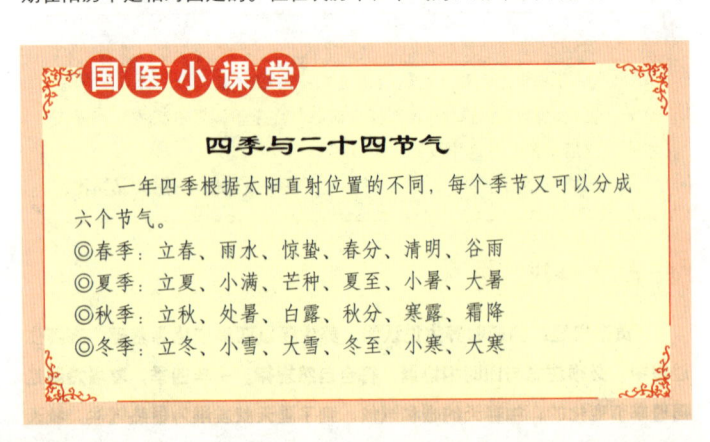

要根据四季的变换养生

国医小课堂

四季与二十四节气

一年四季根据太阳直射位置的不同，每个季节又可以分成六个节气。

◎春季：立春、雨水、惊蛰、春分、清明、谷雨
◎夏季：立夏、小满、芒种、夏至、小暑、大暑
◎秋季：立秋、处暑、白露、秋分、寒露、霜降
◎冬季：立冬、小雪、大雪、冬至、小寒、大寒

春季养生

> **相关文献**
>
> "春三月,此为发陈。天地俱生,万物以荣,夜卧早起,广步于庭,被发缓形,以使志生,生而勿杀,予而勿夺,赏而勿罚,此春气之应,养生之道也,逆之则伤肝,夏为实寒变,奉长者少。"
>
> ——《素问·四气调神大论》

古文今议

《黄帝内经》认为,春天三个月是生发的季节,万物都有发展的现象。人们要适应这一环境,早睡早起,在庭院里散散步,同时把头发散开,衣着宽松,让身心感到舒畅,还要保持愉快的心情,不要发脾气或过分劳累,这是调养生息的法则。违反这一法则,对肝脏是不利的。中医认为,春季肝气旺盛而升发,如果肝气升发太过或者肝气郁结,都容易损伤肝脏,到了夏天就会发生寒性病变。

名家归纳

春季是从立春到立夏前三个月,包括立春、雨水、惊蛰、春分、清明、谷雨6个节气,是四季之首。春季养生在精神、饮食、起居方面,都必须顺应春天阳气升发、万物始生的特点,注意保护好阳气。春季的养生之道在于吸收春阳和暖之气,以助生发,但要注意春季虽暖,却有春寒。所以,春三月,须避春寒,适应自然气候。春季还要保持思想的清静,尽量避免激动。

☐ 立春时节的养生法

◎要避风。春风大,通于肝,引动内风,会促使肝气亢盛,使血压经常出现大幅波动。

◎要调养精神,避免过分紧张,少生气,忌暴怒。

◎要锻炼身体,增强体质,由室内逐渐走向户外。少熬夜,不要过度疲劳,预防感冒。

☐ 雨水时节的养生法

◎应多到户外呼吸新鲜空气,多到户外练习深呼吸。

◎常到户外晒太阳。

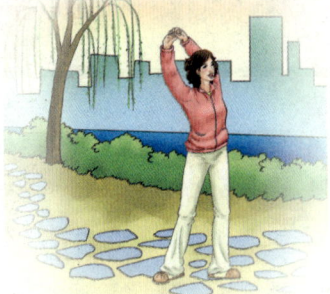

春季应常到户外锻炼身体,此时养生对一年来说都意义重大

◎体弱者、平时易感冒者,可适当服用玉屏风散。

☐ 惊蛰时节的养生法

◎少吃鱼、虾、辣椒、酒等动风上火之品,多吃蔬菜、水果。

◎注意保暖,惊蛰时节容易引起游走性的关节肌肉酸痛。

◎要讲卫生,因为惊蛰时节病毒性疾病易传染。

☐ 春分时节的养生法

◎脾虚者,在日常做菜时要用干姜,因为干姜能温中。

◎每天适量摄入胡萝卜,以预防腹泻。

☐ 清明时节的养生法

◎可适当服用维生素C和钙片,两者合用有预防过敏的作用。

◎要预防肝炎,朋友聚餐时注意要用公筷,不到卫生条件差的饭馆吃饭。

◎肿瘤患者,应减少摄入生发性食物,如香椿等。

☐ 谷雨时节的养生法

◎少到公共场所,多开窗,多锻炼身体。

◎要多饮春茶,春茶含茶多酚,可以去油腻,降血脂,降胆固醇,保护血管壁,预防冠心病。

夏季养生

> **— 相关文献 —**
>
> "夏三月，此为蕃秀。天地气交，万物华实，夜卧早起，无厌于日，使志勿怒，使华英成秀，使气得泄，若所爱在外，此夏气之应，养长之道也，逆之则伤心，秋为痎疟，奉收者少，冬至重病。"
>
> ——《素问·四气调神大论》

古文今议

《黄帝内经》认为，夏天三个月是万物茂盛的季节，人们应该晚些睡，早些起，不要厌恶日长，并使心上没有郁怒，毛孔能够宣通，这是调养夏天"长"气的方法。违反这种方法，会内伤于"心"，秋天易生疟疾，承受"收"气也就减少，甚至冬天还要生病。

名家归纳

夏季是从立夏到立秋前三个月，包括立夏、小满、芒种、夏至、小暑、大暑6个节气。夏季养生要顺应夏季阳盛于外的特点，注意养护阳气。夏属火，与心对应，所以在炎热的夏季，要重视心神的调养。夏季要神清气和，精神饱满，这也是夏季"心静自然凉"的养生法。夏天也要进行适当的运动，如慢跑、游泳、散步、做广播体操等。

☐ 立夏时节的养生法
◎要会静养，注意调养心脏。
◎要注意肠胃疾病的发生，如肠炎等。肠胃功能不佳的人少吃生冷食物。

◎睡眠要充足，早睡早起，顺其自然。

◎易出现血液黏稠，应多喝水，多吃养阴生津之品，如各种瓜果蔬菜。

◎营养要全面，饮食种类要丰富，以适应夏天消耗大的特点。

□ 小满时节的养生法

◎从小满节气起，要开始注意预防湿热性疾病。

◎避免住在潮湿之地，如房间潮湿，可在床上铺垫羊皮等防潮用品。

◎保持小便通利，大便通畅，多喝水。

◎饮食宜清淡，多食黄瓜、苦瓜、莜麦菜、绿豆、豆浆等。

◎要多注意个人卫生，尤其是女性。

□ 芒种时节的养生法

◎要注意调养心神，生活要有节奏，可以吃一些保养心脏的药食。

◎应该少吃辛热之品，如白酒、羊肉等，多吃黄瓜、青菜。

◎女性易白带增多且发黄，多吃清热利湿和健脾利湿之品。

□ 夏至时节的养生法

◎避免暴怒生气、过劳，中午要睡午觉或静养。

◎房屋要通风，不穿紧身衣，外出要纳凉，避免阳光直晒，预防中暑。

□ 小暑时节的养生法

◎要早睡早起，避免熬夜，注意休息。

◎预防中暑，可多喝绿豆汤，出汗多时及时补充温淡盐水。

□ 大暑时节的养生法

◎预防中暑，注意采取降温散热的措施，避免在阳光下暴晒。

◎要灭蝇，注意饮食卫生。

◎大暑天，湿热交蒸，皮肤病发病也增多，如湿疹、痒疹、真菌感染等。

◎预防苦夏，应适当服用藿香正气丸以养脾胃。

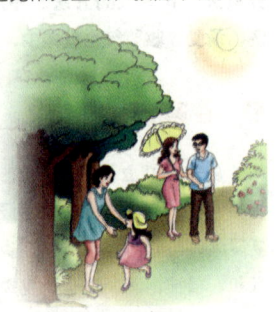

夏季要注意避暑，外出时采取相关措施，如打伞或在树荫下嬉戏

秋季养生

> **相关文献**
>
> "秋三月,此谓容平。天气以急,地气以明,早卧早起,与鸡俱兴,使志安宁,以缓秋刑,收敛神气,使秋气平,无外其志,使肺气清,此秋气之应,养收之道也;逆之则伤肺,冬为飧泄,奉藏者少。"
>
> ——《素问·四气调神大论》

古文今议

秋天三个月是从容平定的季节,人们应该早睡早起。精神必须安静,这样才能适应秋天气候,调养好"收"气。不然,会内伤于"肺",到冬天生消化不良的飧泄病,因而承受"藏"气也少了。秋天的气候渐渐转为干燥冷寒,养生宜收敛神气,使气自平,和缓秋凉。肺属金,于季节为秋,在形体为气。肃秋宜收敛神气,润养肺气。

名家归纳

秋季是从立秋到立冬前的三个月,包括立秋、处暑、白露、秋分、寒露、霜降6个节气。养生时要注意顺应阳和之气渐退、阴寒之气渐生,而养益气机。

☐ 立秋时节的养生法

◎多吃润肺生津之品,秋天的主气是燥,燥气通于肺。

◎立秋之后,雨水渐少,气候渐燥,要多喝水。

◎秋后燥热易伤肺络而出现鼻干出血,要少吃辛辣燥热之品,如酒、辣椒等。

◎立秋之后，燥热耗阴，所以立秋后会感觉秋困、乏力，因此应早睡早起，保证睡眠。

□处暑时节的养生法
◎患有气管炎的人，进入处暑后易出现痰少干咳，此时要注意保养。
◎如果燥热伤于大肠肛管，会引起痔疮发作，应多吃清热润燥的蔬菜水果。

□白露时节的养生法
◎患有消渴病者，尤其要注意白露时节的养生。
◎注重养阴生津、收敛肺气，预防感冒、肺燥、咳嗽。
◎多喝水，多吃水果等，保养皮肤，预防皮肤干裂起皱。

□秋分时节的养生法
◎多吃水生蔬菜，如秋藕、荸荠、芹菜，多吃秋天的蔬果。
◎多喝菊花茶，可明目、清肺、治燥咳。

□寒露时节的养生法
◎防抑郁症，要克服消极心理，多到户外进行深呼吸，或出游，或登高望远以宽阔胸怀。
◎深秋气温下降，可吃羊肉炖萝卜，养肺益气，预防感冒。
◎寒露凉燥，早晚较凉，老年慢性支气管炎易在此阶段发作，要注意保暖，尤其要穿背心，防肺受寒。
◎多做运动，增强体质。

□霜降时节的养生法
◎要避开公共场所，注意预防流感。
◎肺气虚型慢性支气管炎症状会加重，要防止受凉，可服用燕窝银耳冰糖羹或燕窝猪肺汤。
◎深秋哮喘主要是对冷空气过敏，因此属于寒哮者，应注意保暖防寒。

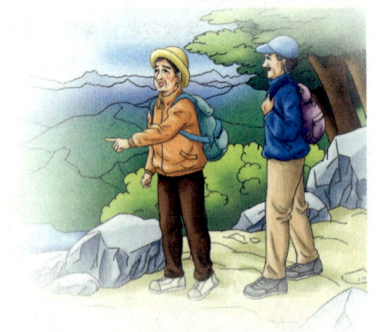

秋季是登高远望的最佳季节，这对纾解不良情绪非常有益

冬季养生

> **— 相关文献 —**
>
> "冬三月,此为闭藏。水冰地坼,勿扰乎阳,早卧晚起,必待日光,使志若伏若匿,若有私意,若已有得,去寒就温,无泄皮肤,使气极夺。此冬气之应,养藏之道也,逆之则伤肾,春为痿厥,奉生者少。"
>
> ——《素问·四气调神大论》

古文今议

冬天三个月是闭藏的季节,人们要早些睡,晚些起,避寒就暖。精神方面须镇静起来,但内心还是要有一种满足感,这是保养冬天"藏"气的方法。冬主肾骨,而冬令闭藏,宜于肾气密固,所以,冬勿伤筋骨,活动躯体肢节,以益于内脏,以养阴理营血。

名家归纳

冬季是从立冬到立春前的三个月,包括立冬、小雪、大雪、冬至、小寒、大寒6个节气,是一年中最寒冷的季节。冬天人体的阴阳代谢处于相对缓慢的水平,养精蓄锐,为下一个春季做好准备,因此,冬季养生首先要精神安宁,控制好情绪活动,养精蓄锐。

☐ 立冬时节的养生法
◎冬要进补,冬天是养精蓄锐的日子,可选择温阳性的食物,如羊肉、牛肉、鳝鱼等。

◎立冬之后，阴虚的人要敛阴养阴，阳虚的人要养阳藏阳。
◎预防感冒，冬天是感冒的高发期，不要过度疲劳，加强营养。
◎保护后背，立冬后多穿一件背心，"背不寒则全身不寒"。

□ 小雪时节的养生法
◎要注意保暖防寒，预防风寒骨病、骨节冷痛，每晚必用热水泡脚。
◎可食用骨头汤。
◎除了要保暖防寒，饮食也要温热，忌酸冷。

□ 大雪时节的养生法
◎有高血压、冠心病、动脉粥样硬化的人，冬天应该坚持锻炼，注意保暖防寒。
◎预防关节炎，多吃温阳散寒、养血补肾的食物。
◎无论男女老少，饮食多吃温热之品，如羊肉、生姜、胡椒等。

□ 冬至时节的养生法
◎冬至勿妄泄精，节欲保精，忌过分疲劳。
◎冬至应加大进补力度，补气、补血、补阳。
◎有心脑动脉粥样硬化者，要预防心绞痛、心梗、脑梗的发生。

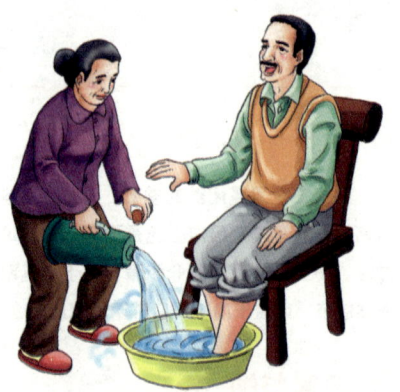

冬季常用热水泡脚是养生的有效方法

□ 小寒时节的养生法
◎注意保暖，防寒补肾，敛藏精气，固本扶元。
◎小寒多吃山楂益处多，但是注意不要空腹吃山楂。

□ 大寒时节的养生法
◎大寒时节要注意防风保暖，补气养肾。
◎女性要注意重点养护脾肾，调养肝血，可以通过药膳来调养。

第四章 享受生活从饮食养生开始

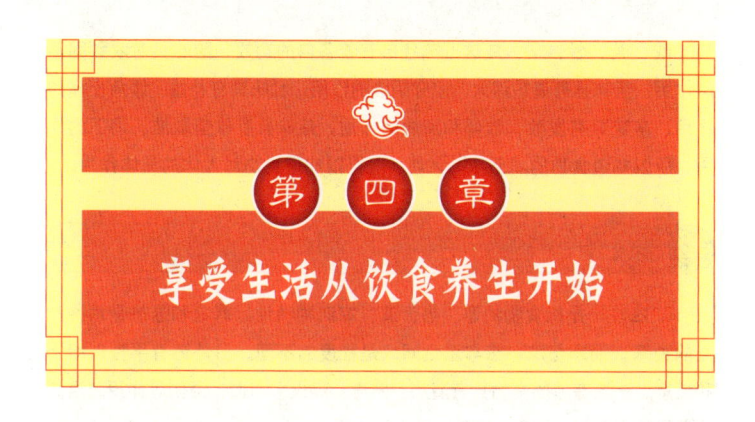

认识食物的"五味四性"

> **相关文献**
>
> "黄帝曰:谷之五味,可得闻乎?伯高曰:请尽言之。五谷:粳米甘,麻酸,大豆咸,麦苦,黄黍辛。五果:枣甘,李酸,栗咸,杏苦,桃辛。五畜:牛甘,犬酸,猪咸,羊苦,鸡辛。五菜:葵甘,韭酸,藿咸,薤苦,葱辛。"
>
> ——《灵枢·五味》

认识食物的"五味"

在《黄帝内经》中,对食物的"五味"及"五味"的功效有着较为全面的阐述。"五味"的本义是指药物和食物的真实滋味,是人们通过口尝而获得的自然之味,即酸、苦、甘(甜)、辛(辣)、咸五种滋味。

酸、苦、甘、辛、咸这五味各自有着各自的功效，酸味具有收敛固涩的作用；苦味具有清热泻火、固守阴液的作用；甘味具有补益、缓急止痛的作用；辛味具有发散、散郁和润燥的作用；咸味具有软坚散结、泻下的作用。所以知道食物的"五味"之性，就可以知道食物对人体的具体作用。

认识食物的"四性"

"四性"是指食物的寒、热、温、凉四种特性，寒凉和温热是两种对立的关系，而寒与凉、热与温之间只是程度的不同。另外还有平性，即平和之意。一般寒凉的食物具有清热、解毒、泻火、凉血、滋阴等作用。温热的食物具有温中、散寒、助阳、补火等作用。

□ 平性类食物

平性类食物，既不寒凉也不温热，可经常食用，具有营养和滋补作用，能够维持机体的健康，增强体质、预防疾病。

平性类食物

特性	食物
平	大米、玉米、青稞、米糠、红薯、芝麻、黄豆、苹果、李子、沙果、菠萝、葡萄、橄榄、葵花子、香榧子、南瓜子、芡实、莲子、柏子仁、花生、榛子、山楂、山药、萝卜、胡萝卜、香菇、平菇、喉头菇、葫芦、白糖、冰糖、豆浆、鸡蛋、猪肉、鲫鱼、鸽蛋、枸杞子、灵芝、银耳、玉米须、茯苓、酸枣仁

□ 寒凉类食物

寒凉类食物具有清热泻火、清热解毒、清热通便、清热燥湿等功效，适用于阴虚阳盛、体质偏热的人，或患有热性疾病及偏于阴虚的患者。

寒凉类食物

特性	食物
寒	猕猴桃、西瓜、香蕉、柿子、柿饼、柚子、桑葚、阳桃、无花果、甘蔗、甜瓜、苦瓜、荸荠、慈姑、马齿苋、空心菜、木耳菜、莼菜、蕺菜、竹笋、瓠子、海带、紫菜、海藻、草菇、苦瓜、酱油、酱、盐、金银花、苦丁茶、芦荟
凉	小米、小麦、大麦、荞麦、薏米、绿豆、梨、芦柑、橙子、草莓、枇杷、茄子、油菜、菠菜、黄花菜、莴笋、菜花、芦蒿、豆腐、豆腐皮、豆腐干、豆腐乳、面筋、藕、冬瓜、红薯、地瓜、丝瓜、黄瓜、海芹菜、蘑菇、金针菇、绿茶、蜂蜜、蜂王浆、槐花、菊花、牛奶、兔肉

□温热类食物

温热类食物主要具有温中散寒、补火助阳、健脾补肾、益气补中等功效，适用于阳虚阴盛、体质偏寒的人食用，或患有寒性疾病及偏于气虚、阳虚的患者。性温的食物夏季适当少食。

温热类食物

特性	食物
温	糯米、西米、高粱、燕麦、谷芽、刀豆、桃子、橘子、椰子、杏、红枣、荔枝、桂圆肉、佛手柑、柠檬、杨梅、石榴、木瓜、槟榔、松子仁、生姜、砂仁、花椒、紫苏、小茴香、丁香、八角、茴香、酒、醋、红茶、咖啡、菜油、香油、花生油、豆油、可乐、虾、海参、鸡肉
热	辣椒、胡椒、肉桂、芥末、白酒、牛肉、羊肉

不同年龄段人群的饮食调养

— 相关文献 —

"故东方之域,天地之所始生也。鱼盐之地,海滨傍水,其民食鱼而嗜咸,皆安其处,美其食……西方者,金玉之域,沙石之处,天地之所收引也。其陵居而多风,水土刚强,其民不衣而褐荐,其民华食而脂肥,故邪不能伤其形体……北方者,天地所闭藏之域也。其地高陵居,风寒冰冽,其民乐野处而乳食……南方者,天地所长养,阳之所盛处也。其地下,水土弱,雾露之所聚也。其民嗜酸而食……中央者,其地平以湿,天地所以生万物也众。其民食杂而不劳。"

——《素问·异法方宜论》

《黄帝内经》中非常注重因时、因地、因人制宜的思想,因此在饮食养生方面也要根据不同的季节、不同的地域、不同的年龄来选择不同的饮食方案。

不同年龄的人,气血盛衰也是不同的。老年人易因饮食而伤六腑,故治病多求之于腑;青年易因汗出而风邪中于经脉,故求之于经;青壮年易因房劳而耗伤五脏之精,故求之于脏。饮食养生时也要充分考虑到老、少、壮

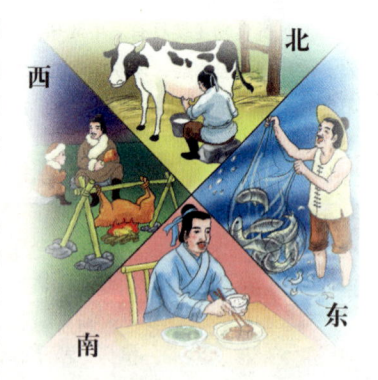

不同地域的人有不同的饮食习惯,也有不同的食物养生法

不同年龄的不同特点。中医者已经归纳了老年人、中年人、青年人、儿童的

饮食调养方法，总结如下：

老年人的饮食调养法

◎要杂。为均衡吸收营养，保持身体健康，各种食物都要吃一点，每天的主副食品应保持10种左右。尤其是新鲜蔬菜、水果，不仅含有丰富的微量元素和维生素，还含有较多的膳食纤维，对保护心血管、预防癌症和便秘均有重要作用。

◎要少。老年人每餐应以八分饱为宜，尤其是晚餐。

◎要细。老年人的食物要细，要易于消化。吃饭的时候应细嚼慢咽，以减轻胃肠负担促进消化。

◎要烂。饭菜要做得软一些，烂一些。

◎要淡。盐吃多了也会给心脏、肾脏增加负担，易引起血压升高。

◎要补。老年人每日要补充各种无机盐和微量元素，如钙、铁、硒、铬等。

中年人的饮食调养法

营养学家建议中年人适量补充以下几类食物：

◎鱼类。鱼肉中含有丰富的氨基酸，可促进人体蛋白质、酶、激素的合成，增强人体各组织器官的功能。

◎豆类。豆类含丰富的优质蛋白，有多种人体必需的氨基酸，以精氨酸及赖

国医小课堂

哺乳期女性的饮食调养

哺乳期女性身体各个系统都发生了巨大的变化，各种营养元素的需要量都要增加，特别是蛋白质、钙、铁、锌、维生素等。

氨酸为主,二者是人体合成蛋白质的重要原料。

◎坚果。坚果含有丰富的蛋白质及不饱和脂肪酸等,有益于中年人增强体质及预防动脉粥样硬化,长期服食可延年益寿。

◎菌类。香菇、蘑菇、黑木耳、银耳等菌类含有多种氨基酸、维生素等,能够提高机体抗病毒、抗血栓的形成、防止动脉粥样硬化和抗癌的能力,菌类食物还有助于消化。

青年人的饮食调养法

◎补充各种营养物质。保证蛋白质的摄入量和增加钙、铁及维生素A、B族维生素、维生素C的摄入量。

◎增加一次课间餐。专家建议在上午10:00增加一次课间餐,约占一日总热量的10%,有利于青年人每日对能量的需求。

儿童的饮食调养法

◎3个月以内的宝宝不应吃盐。因为婴儿肾脏功能差,吃咸食会增加肾脏负担。

◎半岁以内的宝宝不要多喝果汁。果汁内没有婴儿需要的蛋白质和脂肪。

◎1周岁以内的宝宝忌食果冻。由于果冻易破碎,不易溶化,误入气管后易堵塞气道而致窒息,危及生命。

◎3岁以内的宝宝不宜饮茶。茶中含有大量鞣酸,可干扰人体对蛋白质及钙、锌、铁等矿物元素的吸收。

◎5岁以内的儿童勿服补品。补品中含有激素或激素样物质,会干扰宝宝生长。

◎10岁以内的儿童不要吃咸鱼。咸鱼含有大量的二甲基亚硝酸盐,进入人体后会转化成致癌性物质。

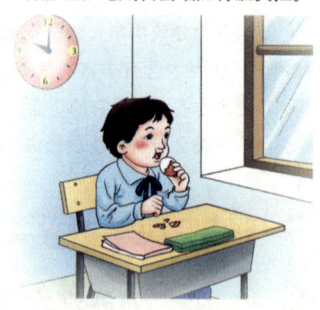

增加一次课间餐对生长发育大有裨益

掌握饮食养生的精髓

— 相关文献 —

"阴之所生，本在五味，阴之五官，伤在五味。是故味过于酸，肝气以津，脾气乃绝。味过于咸，大骨气劳，短肌，心气抑。味过于甘，心气喘满，色黑，肾气不衡。味过于苦，脾气不濡，胃气乃厚。味过于辛，筋脉沮弛，精神乃央。是故谨和五味，骨正筋柔，气血以流，腠理以密，如是则骨气以精。谨道如法，长有天命。"

——《素问·生气通天论》

"多食咸，则脉凝泣而变色；多食苦，则皮槁而毛拔；多食辛，则筋急而爪枯；多食酸，则肉胝䐜而唇揭；多食甘，则骨痛而发落。此五味之所伤也。"

——《素问·四气调神大论》

"谷肉果菜，食养尽之，无使过之，伤其正也。"

——《素问·五常政大论》

"五谷为养，五果为助，五畜为益，五菜为充。气味合而服之，以补精益气。"

"岐伯曰：草生五色，五色之变，不可胜视，草生五味，五味之美不可胜极，嗜欲不同，各有所通。天食人以五气，地食人以五味。五气入鼻，藏于心肺，上使五色修明，音声能彰，五味入口，藏于肠胃，味有所藏，以养五气，气和而生，津液相成，神乃自生。"

——《素问·六节藏象论》

《黄帝内经》的饮食主张——五味调和

《黄帝内经》中指出注意饮食的五味调和，就能使骨髓正直、筋脉柔和、气血流通、毛孔固密，这样人体的健康才能得到保证，体格才能强壮，也能活得长寿。如果长期的偏食，会破坏营养的平衡，造成营养缺乏，引起疾病。《素问·四气调神大论》中说的就是如果多吃咸味，会使流行在血脉中的血液凝涩不畅而使肤色发生变化；多吃苦味，会使皮肤干枯无光泽，毛发脱落；多吃辣味，会使筋脉拘急，指甲干枯无光；多吃酸味，会使肌肉变厚皱缩，嘴唇外翻；多吃甘味，会使骨骼疼痛，头发脱落。这些都是偏嗜五味对人体造成的伤害。

日常饮食要合理搭配，根据个人的营养需求和生理特点科学地进行多样化饮食，谷肉果菜，不可缺少。如果偏食偏嗜，导致饮食失调，会使人发病，如《素问·奇病论》云"夫五味入口，藏于胃，脾为之行其精气，津液在脾，故令人口甘也；此肥美之所发也；此人必数食甘美而多肥也，肥者令人内热，甘者令人中满，故其气上溢，转为消渴。"消渴，即为糖尿病。因此，古人讲究膳食平衡，饮食丰富，才能保证营养成分的均衡摄入，促进人体的健康长寿。避免偏食偏嗜，才能够防止某些食物食用过多而产生体内堆积，营养过剩，或某些物质缺乏。

五味调和的具体内容

"和"是中国哲学思想的精髓，具有和谐、和平的意思，在饮食上，五味要经过调和，才能取长补短，相互作用。古时提出的五味调和，是指日常饮食五谷、五果、五畜、五菜调和均衡，五谷包括黍、秫、菽、麦、稻，五果包括枣、李、杏、栗、桃，

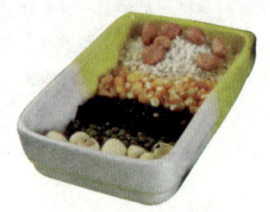

在饮食上只有五味调和才能取长补短

五畜包括牛、狗、羊、猪、鸡，五菜包括葵、韭、薤、藿、葱，可见我们的祖先教给我们以谷物、豆类为主食，各种肉类、蔬菜为副食，同时补充瓜果类食品。这是一个低热量、低动物性、多蔬菜、多水果，以植物淀粉为主的饮食结构，符合低脂、低盐、高钾、高纤维、营养成分均衡的特点，是人体营养需求的基本模式。

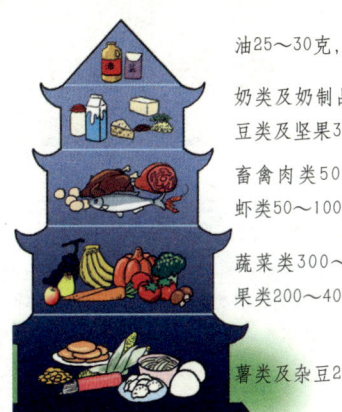

油25～30克，盐6克

奶类及奶制品300克，大豆类及坚果30～50克

畜禽肉类50～75克，鱼虾类50～100克

蔬菜类300～500克，水果类200～400克

薯类及杂豆250～400克

国医小课堂

中国居民平衡膳食宝塔

有学者研究发现"中国居民平衡膳食宝塔"共分五层，包含每天应摄入的主要食物种类。"膳食宝塔"各层位置和面积的不同，反映了各类食物在膳食中的地位和应占的比重。宝塔塔基为谷类薯类及杂豆250～400克，水1200毫升；第四层为蔬菜类300～500克、水果类200～400克；第三层为畜禽肉类50～75克、鱼虾类50～100克、蛋类25～50克；第二层为奶类及奶制品300克、大豆类及坚果30～50克，塔尖为油25～30克、盐6克。"膳食宝塔"建议的各类食物摄入量只是一个平均值。每日膳食中应尽量包含"膳食宝塔"中的各类食物，但无须每日都严格按照其推荐量。而在一段时间内，比如一周，各类食物摄入量的平均值应当符合建议量。

饮食养生的禁忌

> **— 相关文献 —**
>
> "五禁：肝病禁辛，心病禁咸，脾病禁酸，肾病禁甘，肺病禁苦。"
>
> "脾病者，宜食粳米饭、牛肉枣葵；心病者，宜食麦羊肉杏薤；肾病者，宜食大豆黄卷猪肉栗藿；肝病者，宜食麻犬肉李韭；肺病者，宜食黄黍鸡肉桃葱。"
>
> ——《灵枢·五味》

常见食物搭配禁忌

饮食养生需要注意一些搭配禁忌，即对机体不利的饮食或不合理的饮食搭配要禁止食用。

常见食物搭配的禁忌

食物	相克食物
柑橘	蛤、螃蟹
酱	鲤鱼
醋	海参、牛奶、羊肉、猪骨汤、青菜、胡萝卜
虾	含维生素C的水果
海鲜	啤酒

常见病饮食禁忌

□ 高血压饮食禁忌

◎忌食盐和过咸食品。吃盐过多是引起高血压的重要原因。

◎忌吃高脂肪、高胆固醇食品。

◎忌喝烈性白酒。白酒中的酒精成分在肝脏内会影响内源性胆固醇的合成,使血浆胆固醇及甘油三酯的浓度升高,造成动脉粥样硬化。

◎其他禁忌食物。刺激性的蔬菜、纤维多的蔬菜、腌渍食品、产生腹气的食品等。

□ 糖尿病饮食禁忌

◎忌食白糖、红糖、葡萄糖及糖制甜食,以免导致血糖上升,加重病情。

◎忌辛辣食物,如辣椒、生姜、芥末、胡椒等。辛辣食品性质温热,易耗伤阴液,加重燥热。

◎远离烟、酒。酒性辛热,会干扰能量代谢,加重病情。

◎少吃酸性食品。糖尿病病人的体液多呈酸性。

◎少食土豆、山药、芋头、藕、洋葱、胡萝卜、蛋黄、动物肝脏、肾等。

□ 痛风病饮食禁忌

◎禁食酒精、酵母、动物内脏、蛋黄以及荤腥浓汤汁等。这些食物会增加体内的血尿酸浓度。

◎忌食肉类,如猪、海鲜,这些食物每天摄入量控制在200～300克。

◎少食五谷杂粮,如全麦面包、糙米、饼干等。

□ 泌尿系统结石饮食禁忌

◎忌吃动物内脏,如猪肾、猪肝、羊肝、鸡肝、牛心等。

◎忌吃橘子、茭白、菠菜、竹笋、胡椒、肉桂等。

◎忌喝白酒、浓茶、浓咖啡等。

◎尿酸结石者不宜多吃扁豆、豆腐、巧克力、咖啡、可可、红茶等含嘌呤较多的食物。

◎草酸盐结石者不宜多吃毛豆、土豆等含草酸较多的食物。

◎磷酸钙结石者忌食牛奶、奶酪、豆腐、豆类等含钙量高的食物。

□尿路感染饮食禁忌

◎忌发物，发物会加重炎症发热。

◎忌胀气之物，如大豆。尿路感染常出现小腹胀痛之感，而腹部胀满往往又会加重病情，使排尿更加困难。

◎忌助长湿热之品，包括酒类、甜品和高脂肪食物。

◎忌辛辣刺激之物，会使尿路刺激症状加重，排尿困难，有的甚至引起尿道口红肿。

◎忌酸性食物，使尿液呈碱性环境，增强抗生素等药物的作用能力。

◎忌甜品，因糖类在体内可提高酸度，利于细菌的生长。

◎急性期忌温补之品。

□肾炎饮食禁忌

◎忌烟、酒。

◎忌盐与鸡蛋。

◎忌茶、咖啡。

◎忌辛辣调味品，如葱、姜、蒜、芥末、辣椒等。

◎忌各种香料，如茴香、咖喱、胡椒。

◎忌各种含挥发油多的蔬菜，如韭菜、芹菜等。

◎忌食菠菜、苋菜、竹笋。

辣椒味辛，刺激性强，肾炎患者忌食

□肝炎饮食禁忌

◎禁饮酒。酒的主要成分是乙醇，它主要经肝脏代谢。对于肝病患者而言，饮酒更会加重肝脏负担。

◎禁食辛辣的食物。肝炎病人应忌食辣椒。

◎禁食放置时间过久的食物。放置时间过久的食物中会出现黄曲霉素，黄曲霉素有非常强的致癌作用，可引发肝癌。

◎少吃油炸及油腻的食物，可以防止血脂增高和脂肪肝的发生。

第五章 中药养生法

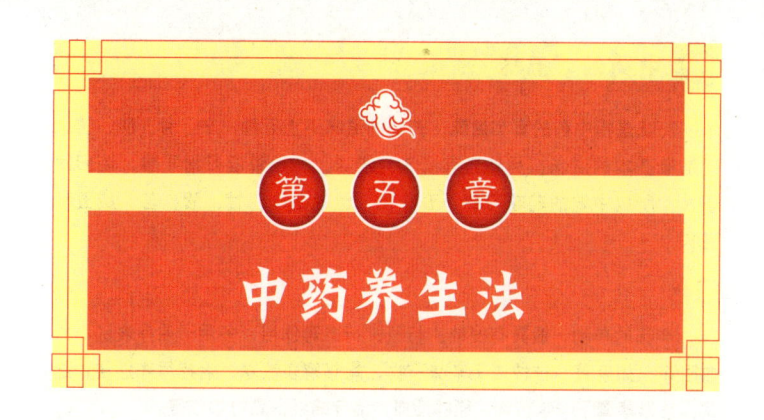

了解中药的有关常识

中药的"四性"

中药具有寒、热、温、凉四种药性,也称之为"四气"。除此之外,还有一些中药药性平和,作用和缓,温热寒凉不明显,被称为"平性"。"四性"中温热与寒凉属于不同的性质,温次于热,凉次于寒。

寒性、凉性药物能够减轻热证,如板蓝根、黄芩属于寒凉性药物,对发热、口渴、咽痛等热证具有清热解毒作用。

温性、热性药物能够减轻或消除寒证,如附子、干姜属于温热性药物,对腹部冷痛、四肢冰凉等寒证具有温中散寒作用。

一般来说,能够清热泻火、凉血解毒,治疗热证的药物,属于寒性或者凉性;能够温中散寒、补火助阳,治疗寒证的药物,属于温性或热性。

中药的"五味"

药味是指中药的真实滋味。药物的滋味不止五种，辛、甘、酸、苦、咸是最基本的滋味，另外还有淡味、涩味。一般讲涩归附于酸，淡归附于甘，所以中药的药味习称"五味"，也就是辛、甘、酸、苦、咸五种滋味。

□辛

辛味的药物一般具有发散、行气、行血等作用，多用于治疗表证、气血阻滞。如麻黄、桂枝属于辛味药物，能够解表散寒，治疗风寒感冒；红花、益母草属于辛味药物，能够活血，治疗痛经、跌打损伤等。

□甘

甘味的药物一般具有补益、缓和药性、缓急止痛等作用，多用于治疗虚证、调和药物。如人参味甘，大补之药，是治疗气虚的首选药物；熟地黄味甘，能滋补精血，是治疗肾阴亏虚的主要药物；甘草味甘，能调和药物；饴糖味甘，能缓急止痛，用于治疗脾胃虚寒所致的腹痛。

□酸

酸味的药物一般具有收敛固涩的作用，多用于体虚多汗、久泻久痢、肺虚久咳、尿频遗尿、遗精滑精等。如五味子味酸，能够涩精、敛汗，用于治疗遗精、多汗；五倍子味酸，能涩肠止泻，用于治疗久泻久痢；乌梅味酸，能敛肺止咳、涩肠止泻，用于治疗肺虚

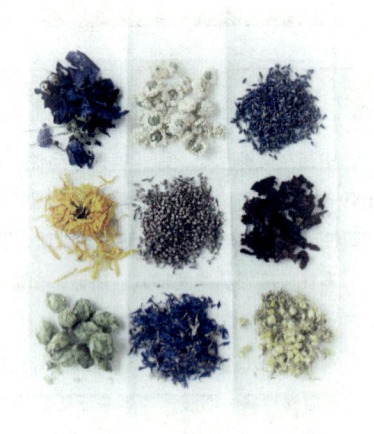

中药性、味、归经、功效各有不同，宜在医生指导下应用

久咳、久泻久痢。

□ 苦

苦味的药物一般具有泻下、降逆止咳、泻火、燥湿等作用。用于治疗大便不通、咳喘、火热病、湿热病、寒湿病。如大黄味苦，能泻下通便，用于治疗热结便秘；苏子、杏仁味苦，能降泄肺气，用于治疗肺气上逆导致的咳喘；栀子、黄芩味苦，能清热泻火，用于心烦、目赤、口苦、咽干等症；苍术、厚朴味苦，能燥湿，用于治疗腹部胀满、憋闷、疼痛。

□ 咸

咸味的药物一般具有软坚散结、泻下作用，用于痰咳、瘰疬、瘿瘤等病症。如海藻味咸，能消痰软坚，用于治疗瘰疬；芒硝味咸，能泻下通便，用于治疗大便秘结。

中药的配伍

□ 配伍的目的

人们所患的各种疾病都是由多种病邪及病因所致的，而且在患病以后的表现也各不相同，常常是许多病症综合在一起，中医注重"整体观"，辨证论治，综合诊治。因此，在治疗疾病时，不仅要治疗主要症状，也要照顾到次要症状；不仅要治标，还需要治本。将不同的药物配合在一起使用可以起到良好效果。

另外每种中药都有其特有的性味和归经，它们的药效、作用也不相一致。即使是同一类药物它们作用的脏腑归经也是不相同的。

□ 配伍的意义

◎增进疗效。两种药物配伍使用，可以增加药物的药性。
◎降低毒副作用。两种药物配伍使用，以达到消除其中一味药物的毒副作用的效果。

| 49 |

常用养生保健中药

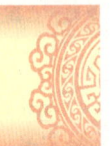

当归

【性味归经】 性温、味甘、辛,归肝、心、脾经。

【当归小档案】

当归的入药部位是植物当归的根,一般在秋季采收后去须根,稍蒸发水分再用烟火熏干,当归身、当归尾分别切薄片。当归身的补血作用强于当归尾,当归尾的活血作用强于当归身。

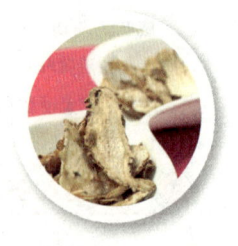

【功效主治】

◎补血活血、调经止痛、润肠通便。

◎用于治疗血虚引起的面色发黄、头晕眼花、心慌失眠等症。

◎用于治疗血虚或血虚兼血瘀引起的女性月经不调、痛经、闭经等症。

◎用于治疗血虚便秘。

⚠ 注意事项

◎大便稀薄或腹泻者、女性崩漏者慎用。

◎身体燥热、感冒发烧的人不宜服用。

何首乌

【性味归经】 生首乌性平、味甘、苦,归心、肝、大肠经;制首乌性微温、味甘、涩,归肝、肾经。

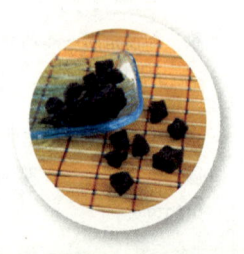

【何首乌小档案】

入药部位是植物何首乌的块根，立秋之后采挖，切厚片，干燥；或用黑豆煮汁拌何首乌，再蒸至内外均呈棕黄色，晒干。前者称为生首乌，后者称为制首乌。

【功效主治】

◎生首乌解毒消痈、润肠通便；制首乌益精血、补肝肾、乌须发。
◎用于治疗血虚引起的头晕眼花、健忘失眠、疲倦乏力等症。
◎用于治疗肝肾精血亏虚引起的耳鸣、须发早白、腰酸遗精等症。
◎用于治疗血虚便秘。
◎用于治疗皮肤瘙痒、痈疽（皮肤浅表脓肿）等症。

注意事项

◎服用生何首乌过量会出现恶心、呕吐、腹痛、腹泻等，重者可出现抽搐、躁动不安，甚至发生呼吸麻痹等。
◎在服用何首乌的同时，应注意忌食猪羊肉、铁剂、萝卜、葱、蒜等食物，以免和药性相冲。
◎大便稀薄或腹泻者不宜服用。
◎煎煮何首乌不宜用铁器。

阿胶

【性味归经】
性平、味甘，归肺、肝、肾经。

【阿胶小档案】

制作阿胶的原料是马科动物驴的皮，制作过程是将驴皮去毛，煎煮，再将汁液浓缩，熬制成胶块。

在服用阿胶时切记不可煎煮，而应该用开水、中药汤剂或黄酒融化后服用。现代研究阿胶的主要成分是明胶蛋白、甘氨酸、赖氨酸、精氨酸及铁、铜、镁、锌、钙等。

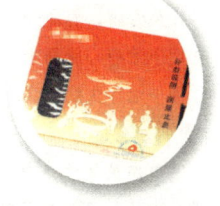

【功效主治】

◎补血止血、滋阴润燥、安胎。

◎用于治疗血虚引起的面色发黄、头晕眼花、心慌等症。

◎用于治疗吐血、便血、咳血、崩漏、妊娠尿血等多种出血症。

◎用于治疗干咳无痰或痰少而黏等症。

◎用于治疗妊娠期胎动不安、先兆流产、习惯性流产等症。

注意事项

◎本品滋腻，消化不良者慎用。大便稀薄者慎用。

龙眼肉

【性味归经】 性温，味甘，归心、脾经。

【龙眼肉小档案】

在夏末秋初之季采摘成熟的果实（桂圆），晒干或烘干后，去壳去核，将肉晒至干爽不黏，即成龙眼肉。现代研究表明，龙眼肉中含葡萄糖、蛋白质、脂肪、腺嘌呤、维生素B_1、维生素B_2、维生素C、钙、铁、磷等营养物质。

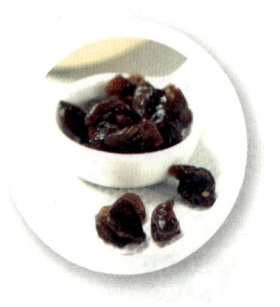

【功效主治】

◎补益心脾，养血安神。

◎用于治疗心脾两虚、气血不足引起的心慌、失眠、健忘、乏力等症。

◎用于治疗久病体衰或老弱气血不足者。

注意事项

◎龙眼肉虽然营养丰富，但孕妇不宜服用。女性受孕后，大多阴血偏虚，滋生内热，服用龙眼肉后会助热引起胎热，不仅不能保胎，反而会引起流产或早产。

◎心虚火旺、风热感冒、消化不良、腹胀、痰湿偏盛者忌用。

蜂蜜

【性味归经】 性平，味甘，归肺、脾、大肠经。

【蜂蜜小档案】

正品蜂蜜呈半透明带光泽浓稠的液体，白色至淡黄色或橘黄色至黄褐色，放久遇冷会有白色颗粒状结晶析出。蜂蜜含有大量的能够使人体直接吸收的葡萄糖、果糖、有机酸、挥发油、酵母及丰富的维生素、微量元素等。

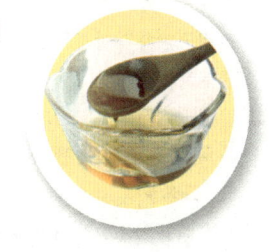

【功效主治】

◎补中缓急，润肺止咳，解毒，通便。
◎用于治疗脾胃虚寒引起的腹痛、食少等症。
◎用于治疗肺虚燥咳或咽干口燥等症。
◎用于治疗肠燥便秘。
◎外敷用于疮疡不敛、水火烫伤等症。
◎能解乌头类药物之毒，又能调和药性。

!注意事项

◎蜂蜜宜密闭冷藏，忌潮湿。不宜用铁器盛装。
◎蜂蜜滋腻，易助湿滞气，属湿阻中满，湿热痰滞者不宜用。大便稀薄或腹泻者应慎用。

淮山

【性味归经】 性平，味甘，归脾、肺、肾经。

【淮山小档案】

药用部位为草本植物薯蓣的根茎，须霜降后采挖，切去根头，除去外皮及须根，泡透切厚片，干燥，即得生淮山，或用麸皮拌炒干燥的山药片至淡黄色，再筛去麸皮，即为

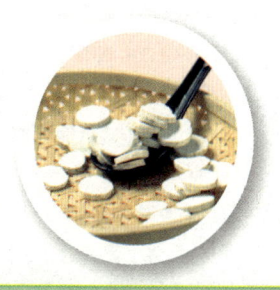

炒淮山。补阴生津用生淮山为宜，健脾止泻则宜用炒淮山。

【功效主治】

◎益气养阴，补脾肺肾。

◎用于治疗脾胃虚弱引起的食少、乏力、大便稀薄、女性带下等症。

◎用于治疗肺肾虚弱引起的咳喘少气、无痰或痰少而黏、男子遗精、女子带下清稀等。

◎用于治疗消渴（糖尿病）属阴虚内热或气阴两虚者。

◎用于治疗肾阴虚腰膝酸软、头晕盗汗等症。

⚠ 注意事项

◎本品易助湿，内有积滞或湿盛者不宜单独服用，应酌情配伍理气药或燥湿药。

红枣

【性味归经】 性温，味甘，归脾、胃经。

【红枣小档案】

红枣以色红、肉厚、饱满、核小或无核、味甜者为佳。煎煮时，需将红枣撕开，有利于有效成分煎出。红枣中含有丰富的蛋白质、维生素C等有效成分。

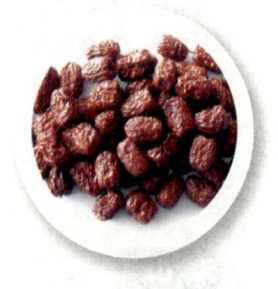

【功效主治】

◎补气健脾，养血安神，缓和药性。

◎用于治疗中气不足，脾胃虚弱引起的体倦、乏力、食少等症。

◎用于治疗血虚引起的面黄、头晕、眼花、女性月经量少色淡等症。

◎用于治疗心虚肝郁引起的精神恍惚、睡眠不佳、神志失常等症。

⚠ 注意事项

◎红枣易助湿滞气，生痰蕴热，故有实热、痰热、湿盛、滞气等症状者不宜用。

常用养生药膳方

抗衰药膳

◎乌须发,补虚损,抗衰老——**二冬养颜丸**

天冬、麦冬、熟地黄、黄精、山萸肉、茯苓、人参各60克,菟丝子、肉苁蓉、枸杞子各120克,研极细末,炼蜜为丸,如绿豆粒大,每早以淡盐水送服60丸,可久服。适用于肺燥干咳、虚痨、咳嗽、心烦失眠等症。

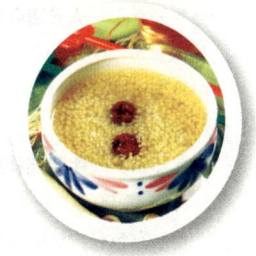

◎补气抗衰,美容养颜——**人参黄芪粥**

人参黄芪粥

人参4克,黄芪18克,白术8克,红枣2个,加适量水煎,过滤,早晚取药汁煮糯米或小米100克,白糖适量,热服。

养心药膳

◎养心安神——**酸枣仁粥**

炒酸枣仁30克,加适量水煎,过滤留汁,加入粳米50～100克,煮粥,熟后加入适量盐,即可,7～10天为1个疗程,连续3～5个疗程。适用于心慌失眠等。

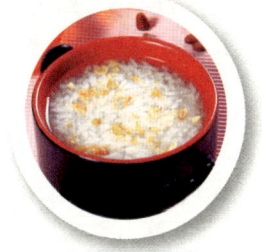

柏子仁粥

◎养心安神,润肠通便——**柏子仁粥**

柏子仁(去皮、壳、杂质,捣烂)10～15克,粳米50～100克,煮粥,粥熟后,加入蜂蜜,稍煮,即可,每日2次,2～3天为1个疗程。适用于心悸、失眠健忘、长期便秘或老年性便秘等。

◎养心安神，增强记忆力——**远志蜜膏**

远志100克，水煎3次，将药汁混合浓缩，再加入炼蜜，制膏，每日早、晚各服1汤匙，温水送服。也可用远志6克，红枣10枚，水煎，每晚服1剂。

补气药膳

◎补气安神——**人参猪心汤**

人参5克，玉竹15克，五味子10克，装入猪心中煮熟，去食材，饮汤。适用于心气虚损、惊悸怔忡、自汗失眠。

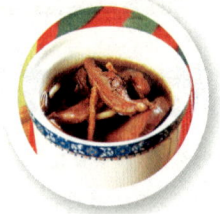

人参猪心汤

◎补气养血——**牛蹄筋补血汤**

牛蹄筋100克，先加水煮20～30分钟至熟，再将补骨脂10克、鸡血藤30克，用纱布包好，与牛蹄筋同煮，适量服用。适用于白细胞减少等。

补血药膳

◎温中补血，调经止痛——**当归羊肉汤**

当归15克，羊肉200克，生姜适量，熟后喝汤食肉。适用于血虚寒凝引起的月经不调、四肢不温、产后腹痛及习惯性流产等。

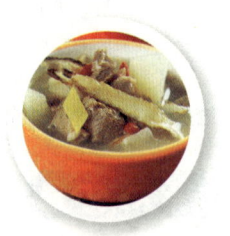

当归羊肉汤

◎补血——**阿胶蒸鸡**

阿胶20克，鸡肉块150克，龙眼肉15克，去核红枣5个，黄酒、姜、盐各适量，蒸熟后滴加少许麻油，适量服用。适用于血虚眩晕。

滋阴药膳

◎滋阴补肾——**熟地猪脚**

熟地黄50克，枸杞子、杜仲、怀牛膝各30克，猪脚1只，炖熟服用。适用于肝肾亏虚腰膝酸软无力、头晕眼花、耳鸣耳聋等。

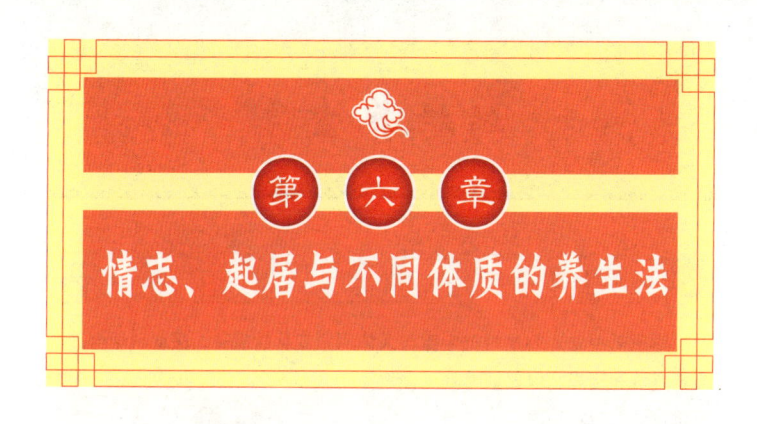

第六章 情志、起居与不同体质的养生法

情志养生法

人的精神内有"五神",即神、意、魄、志、魂,分别内藏于心、脾、肺、肾、肝五脏。五种情志的外在表现,即体现人的精神面貌。具体的情志养生方法可以归纳为心神养生法、节制情志法、转移情绪法、疏泄情志法。

心神养生法即是讲以清静为本,无忧无虑,静神而不用。如果在精神紧张或身心疲劳的时候可以到户外静坐,闭目养神,深呼吸几次,使自己思绪冷静,精神内守,心情舒畅。节制情志法即是节制、调和情感,防止七情过激,如少怒、少愁等。只有善于避免忧郁、悲伤等不愉快的消极情绪,使心理处于怡然自得的乐观状态,才会对人体的生理起到良好的作用。转移情绪法是把隐藏在心里的不良情绪投射到某物或某人身上。转移情绪的方法多种多样,如旅游转移法、阅读转移法、唱歌转移法。疏泄情志法有很多种,每个人可以根据自己的情况,选择合适自己的疏泄情志方法,如流泪痛哭、与人聊天、自言自语等。

起居养生法

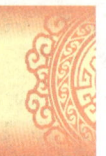

睡眠养生

睡眠养生法，就是根据宇宙与人体阴阳变化的规律，采取科学合理的睡眠方法和措施，以保证睡眠质量，调整机体功能，从而消除疲劳、恢复体力、养精蓄锐，从而达到防病治病、强身益寿的目的。合理的睡眠养生法应该做到：

◎保证足够的睡眠时间。

◎要注意床自适宜，床宜高低适度。

◎使用枕头一般离床面5～9厘米为宜。

正确的睡眠姿势

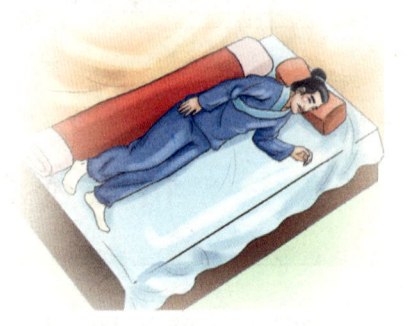

◎采取正确的睡眠姿势，一般都主张身体向右侧卧，微曲双腿，全身自然放松，一手屈肘放松，一手自然放在大腿上。

◎要养成良好的睡前习惯，晚饭不宜吃得过饱，睡前2小时不宜进餐，也不宜吃刺激性和兴奋性食物。

劳逸适度

劳逸结合能够促进血液循环，增强消化、呼吸功能，提高机体免疫能力，消除疲劳，恢复体力，调节身心。劳逸结合体现了中医养生的动静结合思想。劳逸适度要遵循下列原则：

◎劳要量力而行，逸要适可而止。
◎劳要有条不紊，逸要丰富多彩。
◎劳逸结合，交错配合。

居室养生

◎居室朝向。就我国的地理位置而言，房屋的朝向一般以坐北朝南为佳。
◎居室环境。在茶几案头摆放一些鲜花嫩草，养些观赏鱼，不但可以美化居室环境，更能使得居室内生机盎然，充满情趣。
◎居室温度、湿度：最佳的室温以22～25℃为宜，相对湿度以40%～60%为宜。
◎居室采光。居室内要保证良好的采光环境。
◎居室布置。居室的布置应以实用为主，尽量简洁大方、朴实典雅，切忌豪华而不实用。

休闲养生

休闲养生是将养生与休闲相结合的一种形式，养、乐结合，休闲的形式多种多样，各种休闲养生的方式分别有各自不同的作用。
◎旅游。是指到郊外或异域他乡游览的活动，是一种有益于身心的综合性运动。但旅游只有做到因人、因地、因时而异，努力提高文化和鉴赏水平，才能达到赏心悦目的效果。同时，旅游应以步行为主，不计时速，只求消遣，缓缓而行，时辍时行。也可缓行兼慢跑，对增进健康则更有益。
◎舞蹈。是一种愉快而有节奏的形体活动。自古以来，医家就将舞蹈作为一种健身祛病的方法，因为舞蹈可舒筋活络，通畅气血。舞蹈种类很多，有古今之分、中西之别，可根据各人的性别、年龄、性格、爱好的不同任意选择。

不同体质的养生法

体质可分为平和体质和不良体质两大类。平和体质是指身体健康、面色润泽、饮食睡眠均良好者；不良体质是指有明显的阴虚、阳虚、气虚、血虚、阳盛、痰湿、血瘀过敏等倾向者。

体质	症状
阴虚体质	身体消瘦、下午面色潮红、口干咽燥、手脚心热、睡眠较少、大便偏干、小便发黄、喜欢冷饮、舌体颜色发红、舌苔较少
阳虚体质	面色淡白、怕冷、喜暖、手脚不温、大便偏稀、易出汗、舌苔白胖
气虚体质	疲乏无力、容易疲倦、多汗、健忘、身体消瘦或者肥胖、舌淡、舌苔白
血虚体质	面色苍白、头晕目眩、唇色爪甲淡白无华、肢体麻木、筋脉拘挛、心悸怔忡、失眠多梦、皮肤干燥、头发枯焦、大便燥结及小便不利等
阳盛体质	身体壮实、面红、声高气粗、小便黄、大便臭、喜冷怕热
痰湿体质	身体肥胖、肌肉松弛、嗜睡、乏力、口中黏腻、身重神倦、舌胖、舌苔滑腻
血瘀体质	面色晦暗、口唇色暗、眼眶暗黑、肌肤干燥、舌紫暗或有出血点
过敏体质	易对药物、花粉、花絮、冷暖空气等产生过敏反应，出现皮肤荨麻疹、过敏性哮喘、过敏性鼻炎等

平和体质养生法

◎合理膳食。饮食要种类多样；注意荤素搭配；早饭宜好，午饭宜饱，晚饭宜少。
◎睡眠充足。在深度睡眠中，人体细胞可以自我修复。
◎适量运动。每人每天需要半小时的运动量，而以有氧运动为好，可以多练太极拳。
◎戒烟限酒。香烟易导致肺癌和胃癌的发生。饮酒易损害肝脏，导致肝硬化。
◎心态平衡。沮丧、焦虑都会影响正常的生活，影响我们的作息和饮食。

阴虚体质养生法

◎饮食调理。阴虚体质的饮食调理原则是滋阴潜阳，常选择味甘寒凉的食物，有滋补阴精的功效。
◎精神调养。阴虚体质之人性情较急躁，常常心烦易怒，这是阴虚火旺、火扰神明之故，故应遵循《黄帝内经》中"恬淡虚无""精神内守"的养神大法。
◎注意避暑。阴虚体质的人形多瘦小，口咽干燥，畏热喜凉，夏热难受，故在炎热的夏季应注意避暑。

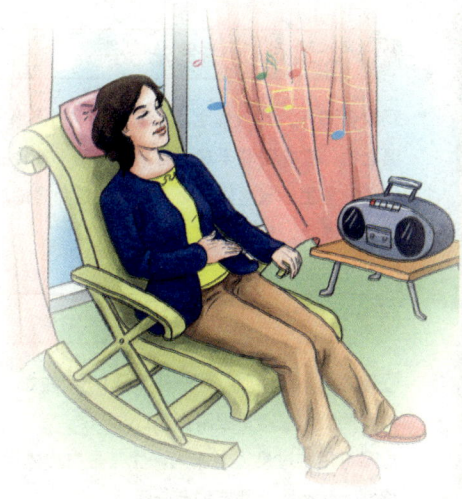

体虚的人除了饮食调养，还要注意精神调养，如听音乐等

阳虚体质养生法

◎精神调养。阳气不足者常表现出情绪不佳，易悲哀，所以必须加强精神调养，要善于调节自己的情感。

◎环境调养。阳虚体质多形寒肢冷，喜暖怕凉，耐春夏不耐秋冬，故阳虚体质者尤应重环境调养，增强人体抵抗力。

◎加强体育锻炼。适当的运动可以强身健体，促进新陈代谢。

◎饮食调养。多食用具有温阳或壮阳作用的食物，如核桃、羊肾、羊肉等。

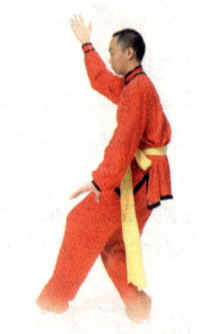

打太极拳是一种很好的强身健体方式

气虚体质养生法

◎饮食调养。凡气虚之人，宜吃具有补气作用的食物，宜吃性平味甘或甘温之物，宜吃营养丰富、容易消化的平补食品。

◎精神养生。气虚体质之人遇事要避免思虑过度，学会调节情绪。

◎起居养生。谨避风寒，不要过劳。

血虚体质养生法

◎谨防"久视伤血"。一般目视1小时左右，应当活动一下，使眼部肌肉得到放松，以避免眼睛疲劳。

◎不可用脑过度。老年人，尤其是血虚体质的老年人不可用脑过度。一旦感到大脑疲劳，就要调节一下。

◎精神修养。血虚的人，时常精神不振、失眠、健忘、注意力不集中，故应振奋精神。

阳盛体质养生法

◎精神修养。平时要加强道德修养和意志锻炼，学会用意志控制自己，遇到可怒之事，用理性克服情感上的冲动。
◎体育锻炼。积极参加体育活动，让多余阳气散发出去。

痰湿体质养生法

◎饮食调理。少食肥甘厚味，酒类也不宜多饮，且勿食过饱。
◎运动锻炼。痰湿之体质，多形体肥胖，身重易倦，故应长期坚持体育锻炼。

血瘀体质养生法

◎运动锻炼。多做有益于心脏血脉的运动，如各种舞蹈等。
◎精神调养。在精神调养上要培养乐观的情绪，让自己胸襟开阔，豁达开朗。

过敏体质养生法

过敏体质之人要远离过敏原，因为每多接触一次，体内针对过敏物的免疫物质就增多一些，过敏反应会更严重。

相反，如果长期不与过敏物质接触，那么相应的抗体或淋巴细胞就会渐渐减少，过敏反应也就会逐渐减弱或消失。

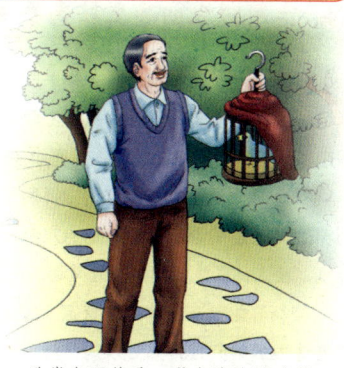

欣赏鸟语花香，学会消除脑疲劳

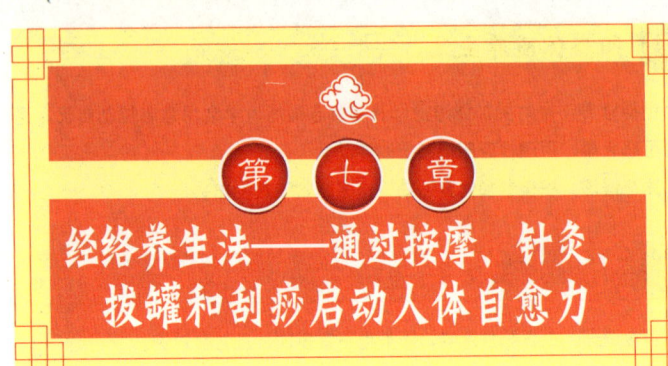

第七章 经络养生法——通过按摩、针灸、拔罐和刮痧启动人体自愈力

了解针灸、按摩、拔罐和刮痧

作用强大的养生祛病手法——针灸

中医通过针灸和按摩等各种手段激发人体经络、穴位之经气，达到调畅经脉气血，使人体五脏六腑的生理机能调整到最佳工作状态，为人体的健康长寿保驾护航，即使人体偶有小恙也能把它扼杀于摇篮之中。

针灸是个复合名词，分别指针刺和艾灸两种不同的中医治疗方法。针刺养生，就是用毫针刺激一定的穴位，运用迎、随、补、泻的手法以激发经气，使人体新陈代谢机能旺盛起来，达到强壮身体、益寿延年的目的。

艾灸养生是在身体某些特定穴位上施灸，使用艾绒、艾条或其他药物放置体表的腧穴或疼痛处烧灼、温熨，借灸火的温和热力及药物作用，通过经络的传导，以达到和气血、调经络、养脏腑、益寿延年的目的。

中国人代代相传的养生祛病手法——按摩

按摩，作为一种非药物的自然疗法、物理疗法，是指按摩者运用自己的双手作用于被按摩者的体表、受伤的部位、不适的所在，依据人体经络、特定穴位，运用推、拿、按、摩、揉、捏、点、拍等形式多样的手法进行治疗，达到疏通经络、理气活血、散瘀止痛、祛邪扶正、调和阴阳的疗效。

源自民间的养生祛病手法——拔罐

"拔罐"是民间对拔罐疗法的俗称，又称"拔罐子"或"吸筒"。它是借助热力或物理方法排除罐内空气，利用负压使其吸着于皮肤，造成瘀血现象的一种治病方法。这种疗法可以逐寒祛湿、疏通经络、行气活血、消肿止痛、拔毒泻热，具有调整人体阴阳平衡、解除疲劳、增强体质的功能。

操作简单，见效快的养生祛病手法——刮痧

刮痧疗法是指应用光滑的硬物器具或手指、金属针具、瓷匙、古钱、石片等，蘸上食油、凡士林、白酒或清水，在人体表面特定部位，反复进行刮、挤、揪、捏、刺等物理刺激，造成皮肤表面瘀血点、瘀血斑或点状出血，以治疗疾病的一种方法。刮痧通过使经络穴位处充血，改善局部微循环，起到祛除邪气、疏通经络、舒筋理气、祛风散寒、清热除湿、活血化瘀、消肿止痛的作用，以增强机体自身潜在的抗病能力和免疫机能，从而达到扶正祛邪、防病治病的目的。

刮痧的诊断主要是根据痧的颜色、形态变化、阳性反应物的形态大小、软硬及敏感区疼痛的程度，直观地了解病变的部位，病情的轻重及病势的进退。

督脉

> **相关文献**
>
> 督脉为病，脊强反折……督脉者，起于少腹以下骨中央。
>
> ——《素问·骨空论》

督脉主治病症

主治神志病，热病，腰骶、背、头项等局部病症及相应的内脏病症。

◎神志病：不寐，痫证，癫狂，昏迷，惊风。

◎热病：中暑，高热，疟疾，感冒。

◎外经病：脱肛，腰骶痛，项背痛，鼻渊。

国医特荐养生穴位

督脉经穴共28穴，起于长强，止于龈交。

□命门

命门位于第二腰椎棘突下，与两侧肾俞穴相平。另外，因命门位于腰部，腰为肾之府，肾藏经、主生殖、司二便，点按命门可培元补肾，治疗泌尿系统疾患。

□大椎

大椎位于颈部下端，第七颈椎棘突下凹隐处。大椎为"诸阳之会"，为诸阳经交会穴，故本穴为纯阳主表的穴位，阳主表，取之通阳解表以清热，为解表退热的常用穴。

□百会

百会位于头顶部，两耳尖连线的中点处。对于头部的按摩，百会穴常是必取之穴。

任脉

> **相关文献**
>
> 任脉者，起于中极之下，以上毛际，循腹里，上关元，至咽喉，上颐循面入目。……任脉为病，男子内结七疝，女子带下瘕聚。
>
> ——《素问·骨空论》

任脉主治病症

少腹、脐腹等内脏病症，部分腧穴有强壮作用或可治疗神志病。
◎下焦病：少腹胀满、疼痛，二便不通，遗精，月经不调，痛经。
◎中焦病：腹胀，腹痛，肠鸣，腹泻，胃脘痛，呕吐，纳呆，水肿。
◎上焦病：胸闷，气喘，咳嗽，胸痛，呃逆。

国医特荐养生穴位

任脉经穴共24个，起于会阴，止于承浆。

□ 关元

关元穴位于任脉，在下腹部，前正中线上，当脐中下4横指处。此穴为关藏人身元气之处。

□ 气海

气海穴位于下腹部前正中线上，脐中下2横指处，为人身元气之海。气海穴有全身强壮作用，也是保健要穴。

□ 天突

本穴定位在胸骨上窝中央。常用以治疗咳嗽、气喘、胸痛等病证。

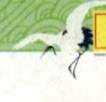

肺经

— 相关文献 —

是动则病肺胀满，膨胀而喘咳，缺盆中痛，甚则交两手而瞀，此为臂厥。是主肺所生病者，咳上气，喘渴，烦心，胸满，臑臂内前廉痛厥，掌中热。气盛有余，则肩背痛，风寒汗出中风，小便数而欠。气虚则肩背痛寒，少气不足以息，溺色变。

——《灵枢·经脉》

肺经主治病症

主治咳、喘、咯血、咽喉痛等肺系疾患，及经脉循行部位的其他病症。

国医特荐养生穴位

本经腧穴起于中府，止于少商，共11穴。左右各一。

□尺泽

尺泽穴在肘横纹中，肱二头肌腱桡侧凹陷处。因为它是肺经的合穴，这个穴位就擅长治疗急性腹痛吐泻或中暑，也擅长清泻肺热。

□太渊

太渊位于人体腕掌侧横纹桡侧，桡动脉搏处。太渊为肺之原合于寸口，肺朝百脉，为脉之大会，点按太渊能很好地调养心血，疏通血脉。此穴为肺经原穴，补气效果极佳。

□少商

在拇指桡侧，去指甲角0～1寸处取穴。本穴有泄热开窍，利咽镇痉之功效，是急救穴位之一。急性咽喉肿痛，三棱针点刺出血马上见效。

大肠经

> **相关文献**
>
> 是动则病齿痛,颈肿。是主津液所生病者,目黄,口干,鼻衄,喉痹,肩前臑痛,大指次指痛不用,气有余则当脉所过者热肿;虚则寒栗不复。
>
> ——《灵枢·经脉》

大肠经主治病症

本经经穴主要治疗头面疾病、胃肠疾病、神志病、皮肤病及发热等疾病。

◎头面五官病:咽喉肿痛,齿痛,目赤肿痛,头痛,鼻衄。

◎热病:身热,热病无汗,多汗。

◎外经病:瘰疬,肩臂痛,上肢不遂。

国医特荐养生穴位

本经腧穴起于商阳,止于迎香,共20穴。左右各一。

□商阳

商阳在手食指末节桡侧,距指甲角0～1寸。常和少商一起点刺放血,可清热泻火主治急性咽喉肿痛。

□合谷

合谷位于拇指、食指合拢,在肌肉的最高处。合谷为手阳明大肠经的原穴,是四总穴之一。在全身体表的数百个腧穴中,合谷穴的治疗范围最为广泛,具有全身性的治疗作用。

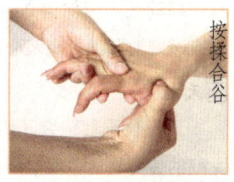

按揉合谷

胃经

> **— 相关文献 —**
>
> 是动则病洒洒振寒,善呻,数欠,颜黑……是主血所生病者,狂疟温淫,汗出,鼻衄,口歪,唇胗,颈肿,喉痹,大腹水肿,膝膑肿痛,循膺乳、气冲、股、伏兔、骭外廉、足跗上皆痛,中趾不用。
>
> ——《灵枢·经脉》

胃经主治病症

主治消化系统的疾病,也可以主治头面、神志、热病等病症。

◎脾胃病:腹胀,腹痛,泄泻,胃痛,便秘,呕吐。

◎头面五官病:目赤肿痛,口眼㖞斜,齿痛,眼睑眴动。

◎外经病:下肢痿痹,脚气,膝痛,乳痈。

国医特荐养生穴位

本经腧穴起于承泣,止于厉兑,共45穴。左右各一。

□人迎

人迎穴为胃经经穴,颈部,其正当颈动脉窦搏动处,深部为交感神经干所在,故针刺入迎穴对肺通气量及心律有较大影响。

□天枢

天枢位于肚脐旁开两寸,能够双向调整大肠的传导功能,能治疗腹泻和便秘。

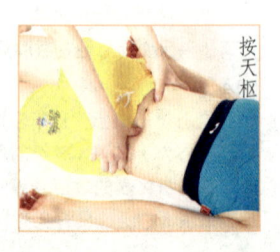

按天枢

脾经

> **— 相关文献 —**
> 是动则病舌本强,食则呕,胃脘痛,腹胀,善噫,得后与气,则快然如衰,身体皆重。是主脾所生病者,舌本痛,体不能动摇,食不下,烦心,心下急痛,溏瘕泄,水闭,黄疸,不能卧,强立,股膝内肿厥,足大趾不用。
>
> ——《灵枢·经脉》

脾经主治病症

主要治疗与脾脏及脾经有密切关系的胃、心、肺、肝、肾的有关疾病。

◎脾胃病:腹胀,腹痛,泄泻,便秘,肠鸣,胃脘痛。

◎妇科病:不孕,滞产,月经不调,崩漏,带下。

◎前阴病:小便不利,遗尿,遗精。

◎循经病:下肢痿痹,脚气。

国医特荐养生穴位

本经腧穴起于隐白,止于大包,共21穴。左右各一。

□ 隐白

隐白在足大趾末节内侧,距趾甲角0~1寸。点按此穴有强身利水的作用。

□ 太白

太白穴位于足内侧缘,当第一跖骨小头后下方凹陷处为足太阴脾经原穴。本穴有健脾的作用,是治疗脾胃虚弱的重要穴位。

心经

> **— 相关文献 —**
>
> 是动则病嗌干，心痛，渴而欲饮，是为臂厥。是主心所生病者，目黄，胁痛，臑臂内后廉痛厥，掌中热痛。
>
> ——《灵枢·经脉》

心经主治病症

主治心、胸、神志病及经脉循行部位的其他病症。
◎心胸病：心痛，心悸，心烦，胸闷，胸痛。
◎神志病：不寐，多梦，癫狂，痫证，小儿高热惊厥。
◎外经病：肘臂痛，掌心热。

国医特荐养生穴位

本经腧穴起于极泉，止于少冲，共9穴。左右各一。

□极泉

极泉穴位于上臂外展，在腋窝顶点，腋动脉搏动处。极泉可疏通上肢经络气血，因此对中风后遗症上肢运动不利的恢复效果甚好。

□神门

神门穴位于在腕部，腕掌侧横纹尺侧端，尺侧腕屈肌腱的桡侧凹陷处。屈肘仰掌取穴。本穴为治精神病和心脏病的要穴。

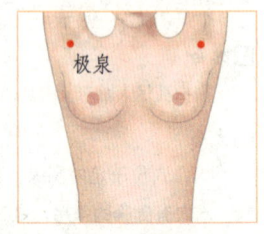

小肠经

> **相关文献**
> 是动则病嗌痛,颔肿,不可以顾,肩似拔,臑似折。是主液所生病者,耳聋、目黄、颊肿、颈、颔、肩、臑、肘、臂外后廉痛。
> ——《灵枢·经脉》

小肠经主治病症

主治头、项、耳、目病、神志病以及经脉循行部位的其他病症。

◎头面五官疾病:耳鸣耳聋,头痛,目翳,咽喉肿痛。

◎热病:发热,疟疾,黄疸。

◎外经病:肘臂痛,肩背痛,颈项强痛。

国医特荐养生穴位

本经腧穴起于少泽,止于听宫,共19穴。左右各一。

□少泽

少泽穴位于手小指末节尺侧,距指甲角0～1寸。近代研究发现,针刺少泽可使女性血中生乳激素含量增高。

□养老

养老穴位于前臂背面尺侧,当尺骨小头近端桡侧凹陷中,是保健要穴。

□天宗

天宗穴位于肩胛骨冈下窝正中,约当肩胛冈下缘与肩胛下角之间的上1/3折点处。按摩或艾灸天宗穴可美体丰胸。

膀胱经

> **— 相关文献 —**
>
> 是动则病冲头痛,目似脱,项如拔,脊痛,腰似折,髀不可以曲,腘如结,踹(腨)如裂,是为踝厥。
>
> ——《灵枢·经脉》

膀胱经主治病症

主治头面五官病、项、背、腰、下肢部及神志病。

◎头面五官病:头痛,目疾,鼻衄。
◎项、背、腰、下肢病:项强,背腰痛,下肢痿痹。
◎脏腑病:背俞穴主治所属脏腑的病症。
◎神志病:癫狂,痫证,失眠。

国医特荐养生穴位

本经腧穴起于睛明,止于至阴,共67穴。左右各一。

□睛明

睛明穴位于内眼角稍靠上的凹陷处,这个穴位是治疗眼病的常用穴。按揉这个穴位可以缓解眼睛疲劳。

□攒竹

攒竹穴位于眉毛内侧边缘凹陷处,这个穴位是治疗眼病和呃逆的常用穴。

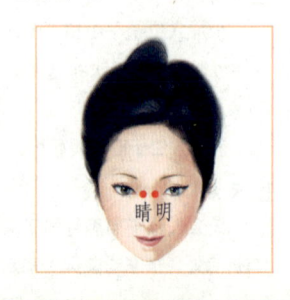

肾经

> **— 相关文献 —**
>
> 是动则病饥不欲食,面如漆柴,咳唾则有血,喝喝而喘,坐而欲起,目(䀮䀮)如无所见,心如悬若饥状。……是主肾所生病者,口热,舌干,咽肿,上气,嗌干及痛,烦心,心痛,黄疸,肠澼,脊股内后廉痛,痿厥,嗜卧,足下热而痛。
>
> ——《灵枢·经脉》

肾经主治病症

多用于治疗肾病,肺病,咽喉病,前阴病以及经脉所过部位的病变。

◎妇科、前阴病:月经不调,带下,阴挺,遗精,遗尿,癃闭。

◎肾虚证:耳鸣,耳聋,腰痛,咽痛,气喘,下渴、齿痛。

◎外经病:足心热,下肢痿痹,股内后侧痛。

国医特荐养生穴位

本经腧穴起于涌泉,止于俞府,共27穴。左右各一。

□涌泉

涌泉是足少阴肾经的起始穴位。经常按摩此穴,有强壮筋骨、益精填髓、补肾壮阳之功。

□太溪

太溪穴在足内侧,内踝后方,当内踝尖与跟腱之间的凹陷处。太溪穴是足少阴肾经原穴,具有较强的滋阴益肾的作用。

心包经

> **相关文献**
>
> 动则病手心热,臂肘挛急,腋肿,甚则胸胁支满,心中憺憺大动,面赤,目黄,喜笑不休。是主脉所生病者,烦心,心痛,掌中热。
>
> ——《灵枢·经脉》

心包经主治病症

多用于治疗心与心包及心所主的神智疾患等。

◎心包、心胸病:心痛,心悸,心烦,胸闷,胸痛。

◎神志病:不寐,多梦,癫狂,痫证,儿童高热惊厥。

◎胃病:胃痛、呕吐、呃逆等。

◎经脉病:肘臂痛,掌心热。

国医特荐养生穴位

本经腧穴起于天池,止于中冲,共9穴。左右各一。

□曲泽

曲泽穴位于肘横纹中,当肱二头肌腱的尺侧缘。曲泽用三棱针点刺出血,能够凉血解毒,用于中暑高热、热毒郁于血以及急性胃肠炎等病。

□郄门

郄门穴位于腕横纹上5寸两筋之间。用大拇指用力点按郄门穴,可有效防止心绞痛。

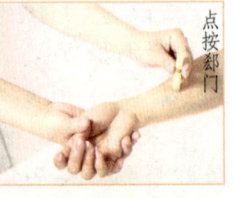

点按郄门

三焦经

相关文献

是动则病耳聋浑浑焞焞，嗌肿，喉痹。是主气所生病者，汗出，目锐眦痛，颊痛，耳后、肩、臑、肘、臂外皆痛，小指次指不用。

——《灵枢·经脉》

🌀 三焦经主治病症

主治侧头病，耳、目、咽喉、胸胁病，热病以及经脉循行所过部位的病变。

🌀 国医特荐养生穴位

本经腧穴起于关冲，止于丝竹空，共23穴。左右各一。

□液门

液门穴位于手背第四、五指间，指蹼缘上方赤白肉际处。本穴为三焦荥穴，荥主身热，针本穴能治疗三焦之热症，尤以上、中二焦壅热所导致之五官咽喉疾患，效果更佳。

□中渚

中渚穴位于手背第四掌关节的后方，第四、五掌骨间凹隐处。中渚为三焦经输穴，五行属木，输主体重节痛，木气通于肝，肝主筋，故有较好的舒筋止痛作用。最常治疗各种疼痛，尤其对上肢痛最具疗效。对心痛彻背、肩背痛、腰痛亦具有疗效。

□支沟

支沟穴在前臂背侧，腕背横纹上3寸，尺骨与桡骨之间。支沟穴可以治胁痛岔气，还是治疗便秘的要穴。

胆经

> **相关文献**
>
> 是动则病口苦,善太息,心胁痛,不能转侧,甚则面微有尘,体无膏泽,足外反热,是为阳厥。是主骨所生病者,头痛,颔痛,目锐眦痛,缺盆中肿痛,腋下肿,马刀侠瘿,汗出振寒,疟,胸、胁、肋、髀、膝外至胫、绝骨、外踝前及诸节皆痛,小趾次趾不用。
>
> ——《灵枢·经脉》

胆经主治病症

主要治疗肝胆、头面五官疾病及经脉循行所过病症。

◎头面五官疾病:侧头,目疾,耳疾,胸胁病、咽喉病。

◎肝胆病:黄疸,口苦,胁痛,呕吐。

◎外经病:颈项强痛,落枕,腰腿痛,半身不遂,下肢痿痹。

国医特荐养生穴位

本经腧穴起于瞳子髎,止于足窍阴,共44穴。左右各一。

□ 风池

风池穴属足少阳胆经,穴位于脑后,与风府穴相平。风池穴疾病谱非常广泛。

□ 日月

日月穴在上腹部,从乳头直下,第七肋间隙,前正中线旁开4寸。可治疗和诊断胆囊疾患。

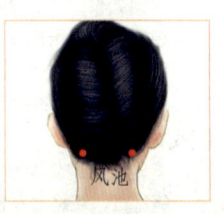

肝经

> **— 相关文献 —**
>
> 是动则病腰痛不可以俯仰，丈夫㿉疝，妇人少腹肿，甚则嗌干，面尘，脱色。是主肝所生病者，胸满，呕逆，飧泄，狐疝，遗溺，癃闭。
>
> ——《灵枢·经脉》

肝经主治病症

本经经穴主要用于肝脏及与肝脏有密切关系的胆、胃、肺等脏之疾病。

◎肝胆病：胁痛，黄疸。

◎脾胃病：呕吐，腹满，食欲不振。

◎妇科病：崩漏，月经不调，带下。

◎少腹、前阴病：淋证，遗尿，癃闭，疝气。

◎外经病：下肢痿痹，巅顶痛，目赤肿痛。

国医特荐养生穴位

本经腧穴起于大敦，止于期门，共14穴。左右各一。

□ 大敦

大敦穴在足大趾末节外侧，距趾甲 0～1寸。肝经绕阴器，是十二经脉中直接与外阴联系的经脉。

□ 太冲

太冲穴位于足背侧，第一、二跖骨结合部之前凹隐处。太冲为肝经原穴。太冲可治疗因阴虚肝旺，心肾不交，肝郁气滞血瘀所致的各种疾患。

第八章 养生绝学随身带

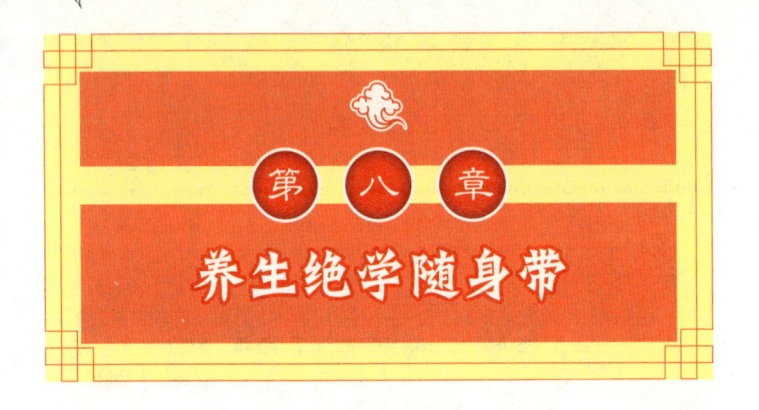

流传千年的古代养生秘诀

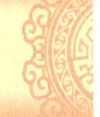

咽津养生法

上身自然挺直,坐于凳上,两腿分开同肩宽,两手轻放大腿上,嘴唇微合,全身放松,摒除杂念。自然呼吸,轻闭双目,思想集中在口腔处。先用舌搅动口齿,一般是围绕上下牙齿运转,先左后右,先上后下,依次各轻轻搅动36次,用力要柔和自然。然后用舌尖顶住上腭部1～2分钟,促使腮腺、舌下腺分泌唾液,待口中唾液满时,鼓腮含漱36次。

叩齿养臂法

晨起先叩臼(后)齿36下,次叩门(前)齿56下,再错牙叩犬齿各36

下，最后用舌舔齿周 3～5 圈。早、中、晚各叩齿一次，多做更佳。早晨叩齿最重要，因为人经过一夜休息，牙齿会有些松动，此时叩齿，既巩固了牙龈和牙周组织，又兴奋了牙神经、血管和牙髓细胞，对牙齿健康大有好处。

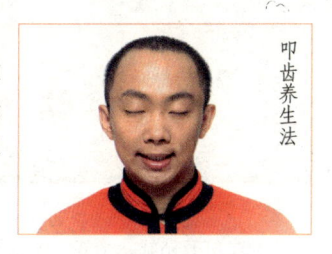

叩齿养生法

抓头养生法

　　手心向内，手指张开如抓痒一般。抓时闭眼，心神安定，身体放松，自前额抓起，经头顶至后发际，再从后向前，循环往复，来回梳理。抓时主要用两小指头的螺纹面进行按摩，其他手指随着小指的按摩用指甲抓头皮，动作匀缓轻柔，以免损伤头皮。每天晨起、午休及睡前各做 1 次，每次 10 分钟左右，平时有空亦可做，多做有益无害。抓摩头部时，在百会、上星、通天、神庭等穴位处刻意用力，效果会更佳。

浴面养生法

　　两手搓热，掌心紧贴前额，稍用力从上往下擦到下颌，往返约20次；再用两手食指指腹，轻轻由上往下擦鼻两侧20次左右，以擦至面部红润微热为度。同时，配合揉点印堂、迎香穴。每日至少做两次。

揉耳养生法

1.用左手向上牵拉左侧耳朵，右手向上牵拉右侧耳朵，各十数下，或双手相交各牵拉对侧耳朵，即能使耳朵气血畅通。

2.以两手掌掩住双耳，并用手指叩击头部20下，听到耳内有隆隆之声即可。

3.用双手分别按、揉、摩两耳耳郭，直到耳郭微红发热为止。

站养生桩

养生桩有站式、坐式、卧式和行走式三种，主要以站式为主。站桩能够调节神经机能，调整呼吸，增强血液循环和新陈代谢，因而对神经系统、肌肉系统等以及新陈代谢各方面的病症，特别是急性转为慢性的病症，都有良好的疗效。

专家指出站养生桩应以形控意，来调整全身，不需要敲经打穴，不讲周天运行，也不讲意守丹田，却能锻炼筋骨、气血和脏腑的功能并能调养精神，甚至改变气质。这个融武术健身、中医养生、道家修炼为一体的养生桩，是目前所有调整身心方法中最简捷、最便利、最安全而且见效最快的一种方法。它能从根本上消除阳虚给人带来的身心问题，是消除无意识紧张的捷径。

步骤

1.选个阳光充足、空气流通的场地，有水有树之处更相宜；做动作前应排大、小便，并把衣扣腰带松开。早上起来站养生桩面朝东最好，可升发人的阳气，晚上则面朝西最好，以收敛、藏精气、养阴；自然呼吸，内外放松，松肩下垂，身躯挺拔，腰脊骨垂线成直；不思考，不费力，想天空虚阔，洗涤情缘和尘俗万虑。两脚与肩同宽，目视前方。膝盖稍弯曲，感觉"咯噔"一下即可。膝盖不超过足尖，可使膝盖不受太大的力；腰略后突，胯微下坐，臀部慢慢地往后靠，如同坐一个高凳，似坐非坐，以保证小腹松圆。

站养生桩时，要把重量放在前脚掌的三分之二处，想象足跟下各踩着一只蚂蚁，既不能把蚂蚁踩死，也不能让蚂蚁跑掉，体会那种细微的劲儿，脚后跟始终要有点虚悬的意思，不要真正离开地面。虚悬的目的是为了把足阳明胃经、足太阳膀胱经、足少阳胆经三条阳经的经气调动起来。足少阳胆经的阳陵泉穴，主一身之筋，该穴有强筋壮骨之功；足太阳膀胱经的承山穴，可以祛湿升阳，对排除体内湿邪有奇效，足阳明胃经的足三里（长寿穴），是全身性的强壮要穴。这一动作可以同时锻炼足六经（图①）。

2.两臂平行抬起，与肚脐同高，双手回抱，手抱在胸前做一个深呼吸，用鼻吸气，口微张；想象自己在公园里散步，观赏着美丽景色，呼吸着新鲜空气，甚至嗅到松树散发出的阵阵香气，这时的思想和肌肉将自然地进入放松状态。手要求掌心内凹，十根手指张开以后，里面的关节往里面夹，外面的关节往外面顶，虎口是圆撑的。腕关节不能僵死，两个肩膀撑开。十根手指之间要如同夹一根香烟，不能让它掉下来。双手如同抱一个氢气球，用力轻了这个气球就飞出去了，用力紧了这个气球就爆了。用心体会这种松而不懈、紧而不僵的感觉（图②）。

3.双手保持原位不动，双肘稍微向外展开，双手在脐上的位置高不过眉。设想站在齐胸深的温水中，身体随波晃动，在煦暖的阳光下，舒舒服服地

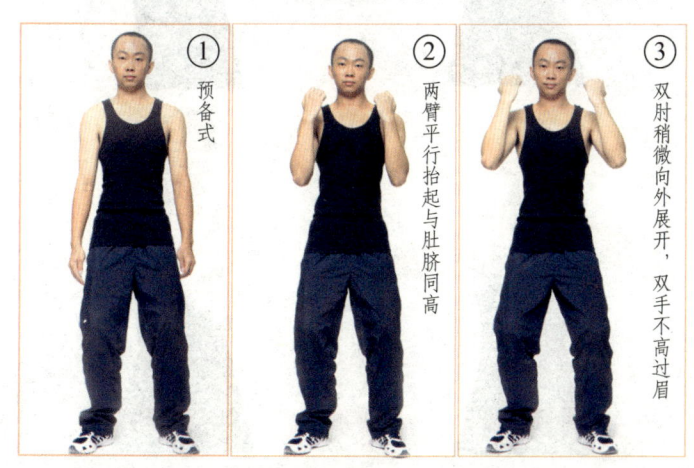

① 预备式

② 两臂平行抬起与肚脐同高

③ 双肘稍微向外展开，双手不高过眉

站着（上页图③）。

4. 双肘抬到比双手稍低的位置，双手略高于肩。把注意力放在身体上，有紧张感的部位，稍稍地调节一下（图④）。

5. 双肘再稍抬高，但仍略低于双手。等身体放松下来时，用心感受身体与水波之间的阻力（图⑤）。

6. 双手十指自然张开，双臂在胸前做抱球状。身体充分放松，气沉于小腹，感受阳光普照感。两脚平铺于地，与肩同宽，全身很随意地放松下来，双手在胸前环抱，臀部慢慢地往后靠，似坐非坐（图⑥）。

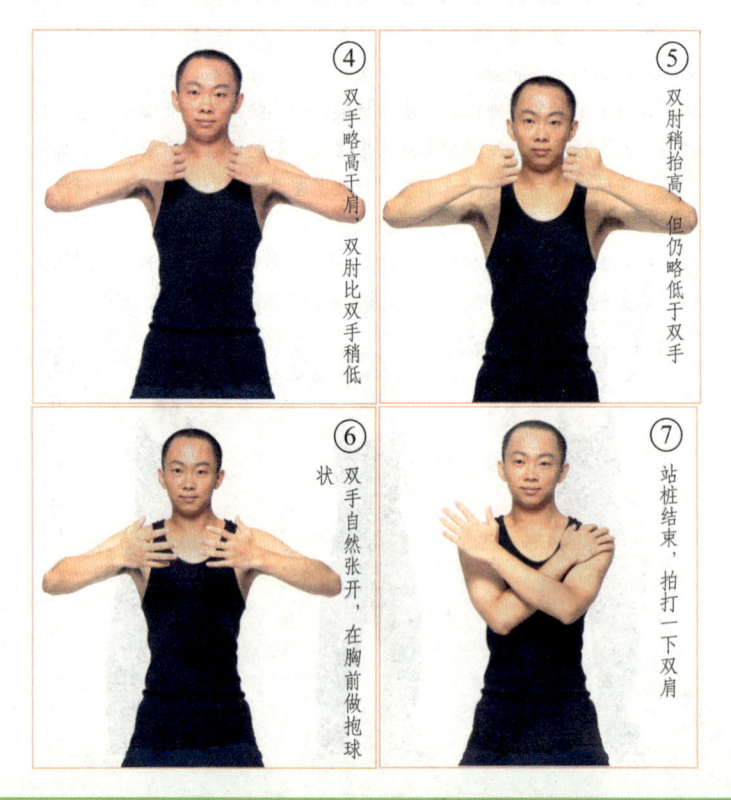

④ 双手略高于肩，双肘比双手稍低

⑤ 双肘稍抬高，但仍略低于双手

⑥ 双手自然张开，在胸前做抱球状

⑦ 站桩结束，拍打一下双肩

7.站养生桩结束后,可拍打一下双肩,做一些柔和的伸展动作(上页图⑦)。

注意事项

◎饭前、饭后一小时不宜练功。

◎在站养生桩过程中,脚趾要有节奏地抓地,也叫抓挠。抓挠时,足心的涌泉穴也会随之一松一紧,有人能明显感到气血在体内微微鼓荡,传导到掌心,连劳宫穴也调动了,这样做既养心又养肾。

◎最忌讳的一点就是迎风站立。当出汗后,要马上穿上衣服,避风寒。

◎每天抽出十分钟来站养生桩,身体会更加健康。1个月后如果感觉很舒适,可延长到20分钟或半小时。

◎在锻炼的初期,看着电视也可以做,聊着天也可以做,每天下班回家后看着电视站半个小时,既锻炼了身体也不影响娱乐。

◎站养生桩的运动量以心脏的搏动及呼吸的次数不失常态为准。当日除站养生桩外,没有其他过大的体力劳动的情况下,以次日清晨起床时,不感到疲劳为度。总之,在站养生桩时留有余力,站养生桩后精力旺盛,是运动量恰到好处的标志。

国医小课堂

练气功也有高、低境界

唐代诗人白居易在《负冬日》诗中写道:"杲杲冬日出,照我屋南隅。负暄闭目坐,和气生肌肤。初似饮醇醪,又如蛰者苏。外融百骸畅,中适一念无。旷然志所在,心与虚空俱。"从诗中可以看出,白居易不但爱好气功,而且已修炼到很高的层次。他练功时的"外融百骸畅,中适一念无",不是一般练气功的人所能达到的。

脊柱健身操

隔墙看戏

首先身体直立，双脚并拢后将脚后跟提起，踮起脚尖，立起脚后跟，躯干拉直，脖子伸长，下巴往上抬。与此同时，头稍微向上抬起两眼平视，整体呈"隔墙看戏"状。

这节操最大的特点就是用自己的肌肉把自己的后背整个的肌肉拉直，相当于把脊柱拉直，做自我牵引。每个动作坚持10～30秒。每次3～5分钟。（图①）

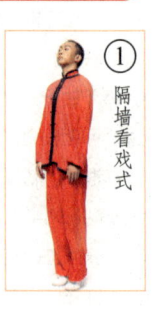

① 隔墙看戏式

十点十分操

身体直立双脚并拢，双臂侧平举如钟"九点一刻"状，随后将双臂向斜上方举约5个刻度，即如钟表"十点十分"状，反复多次；每当手臂上来下去时，可摸一下自己颈部的肌肉，随着这个过程，支撑脖子的肌肉能得到有效的锻炼。注意手一定放在自己的两侧，往后张开由身体侧面看双臂成一字线。每个动作坚持10～30秒，每次做50～100次。（图②、图③）

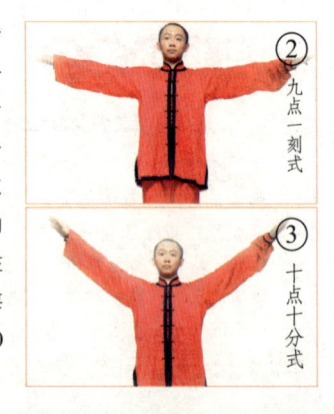

② 九点一刻式

③ 十点十分式

头手对抗

取坐位,将双手交叉置于脑后,保持双眼平视前方。然后双手向前用力,同时头向后用力,坚持一会儿后放松一下,反复多次。这样用力、放松,一方面提高颈后肌肉的力量,一方面能促进颈后的血液循环,对颈椎是非常好的保健动作。可以缓解肌肉的疲劳,特别是肌肉在做运动的时候,局部的血液循环量在加大,局部的营养都会得到改善(图④)。

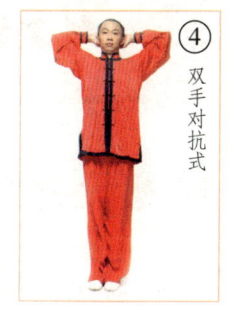

④ 双手对抗式

旱地划船

首先身体直立,双脚分开与肩同宽,双臂向前平举手半握拳,上体向前倾挺胸塌腰,抬头向前看;假设两手握住船桨,两手向后划。这个动作看似简单,但真正的技术要领,是在两手划来的时候,后背肌肉要使劲,向前伸的时候放松,向后划的时候用力,这节操可每天做1分钟,能有效解除后背疼痛(图⑤)。

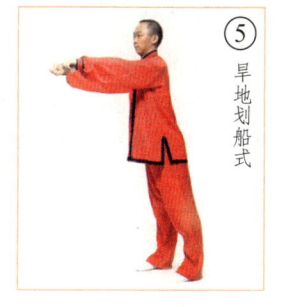

⑤ 旱地划船式

大雁展翅

首先身体直立,左脚向前迈出一步,重心开始移到前边这条腿上,同时抬头挺胸,双臂向后摆起,背部成反弓状如同大雁飞翔。坚持数秒后左右脚交换。可连续做10~15次。这个动作对后背有病痛的人,有很好的缓解作用。

刺激经络穴位的小动作

刺激十二井穴

井穴是五输穴之一。十二经脉从四肢末端至肘或膝方向各有井、荥、俞、经、合五个特定穴,称为五输穴。五输穴以"井、荥、俞、经、合"来说明经气由四肢末端向心脏方向流注于肘膝关节,经气由微至盛,由浅入深,汇入脏腑的过程。

对于经穴针刺或放血,很多人心里都会害怕,但要想充分发挥井穴的作用,必须达到一定刺激量。有两个简便易行的小动作可以试一下。

点钞票式

食指微屈曲,拇指指腹和食指侧峰对捻如点钞票状,这个动作可以有效刺激少商和商阳,调理手太阴肺经和手阳明大肠经的气血(图①)。

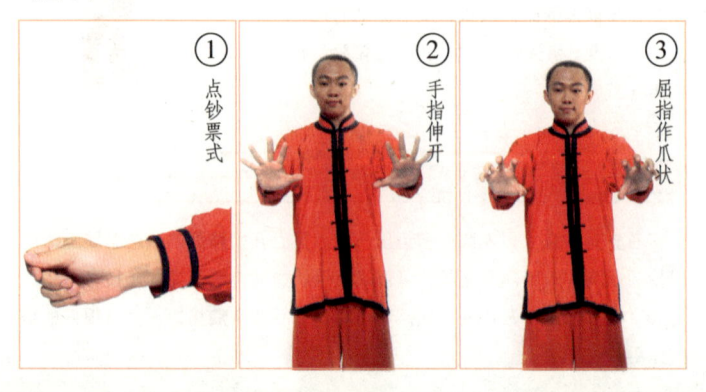

① 点钞票式

② 手指伸开

③ 屈指作爪状

□ 爪抓式

手指尽量张开然后屈指作爪状，然后再伸开重复。脚趾也一样做此动作。还可以反复捉抓健身球、排球等稍大的球体。这些动作可以达到刺激十二井，调理手三阴、手三阳的目的，常练习可以缓解手脚冰凉的症状（上页图②、图③）。

刺激阳陵泉

阳陵泉位于腓骨小头前凹陷中，是足少阳胆经的合穴。

方法：取坐位，脚跟着地，脚尖尽量抬起，然后以脚跟为轴两脚尖外尽量转向身体左右两侧，即两脚跟并拢，脚尖外展成"一"字；前脚掌尽量抬起。等阳陵泉、胆囊穴部位肌肉发酸发热即可放松两脚，休息片刻再练习（图④）。

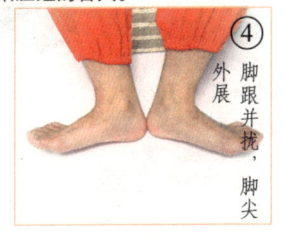

④ 外展 脚跟并拢，脚尖

锻炼膀胱经

锻炼膀胱经，有两种简单易行的方法：

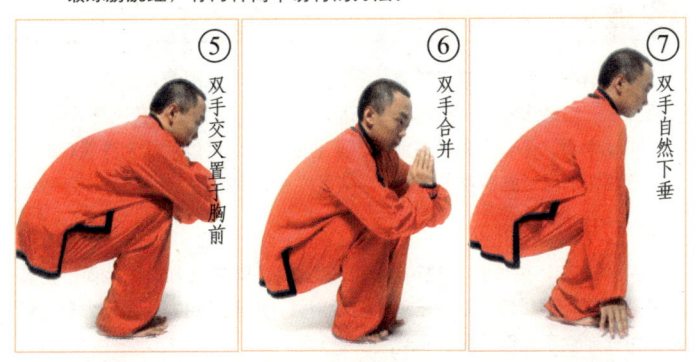

⑤ 双手交叉置于胸前

⑥ 双手合并

⑦ 双手自然下垂

□ 面壁蹲立

面对墙壁，做下蹲起立的练习。初练时可离墙稍远，两手可先交叉置于胸前，做下蹲起立的练习；然后可将两手合十置于两乳头连线之间的膻中穴，做下蹲起立的练习；再将两手自然垂于身体两侧，做下蹲起立的练习；最后将手交握于背后，做下蹲起立的练习；每天每个动作坚持做3分钟即可。随着腰背力量的增加，逐渐缩短足尖与墙的距离，最后足尖抵住墙时仍然能蹲起自如，这可以锻炼足太阳膀胱经，增强腰背及腿部的力量，同时也锻炼了心包经，使心情保持舒畅（上页图⑤、图⑥、图⑦，本页图⑧、图⑨）。

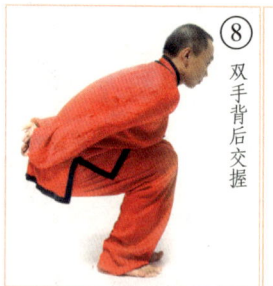

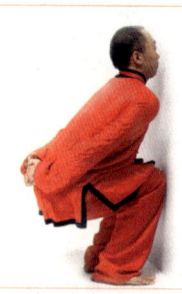

⑧ 双手背后交握

⑨ 缩短脚尖与墙的距离

□ 阴阳相交

坐位或卧位，把一足的外缘置于另一足的内缘上，使足部的膀胱经腧穴与脾经腧穴互相踩压即可有效刺膀胱与脾两经足部的穴位。

甩手疗法通经络

手臂有肩、肘、腕三个重要关节，是人体活动范围最大的关节，为手三阴、手三阳经络循行的要道，以通达为顺，甩动手臂功重在通经活络。

甩动手臂，不仅可以通筋活络，坚筋强骨，还可以活跃全身所有经络中的气血，加强对脏腑器官的濡养，从而改善健康状态。

□ 动作方法

身体站直，脚伸直，腿稍弯，肛门上提，脚趾用力抓住地面，两脚距离等肩宽，两臂同向前后摇甩，向后用力，向前不用力，由随力自行摆回，两臂伸直不宜弯，两眼平视，心无杂念。

动作要领

◎上宜虚、下宜实、头宜悬、口宜随、胸宜絮、背宜拔、腰宜轴、臂宜摇、肘宜沉、腕宜重、手宜划、腹宜质、跨宜松、肛宜捷、跟宜稳、趾宜抓。

◎甩手次数无一定之规,视各人情况而定。较好的方法是从二三百开始,逐渐做到每回近1000次,约20分钟,每日上午、下午、晚上3次。

◎甩手不仅能舒通经络,延缓衰老,而且对防治肩周炎、下肢肌肉萎缩、软弱无力或疼痛、痉挛等也有显著的效果。

瞬间强肾法

中医认为,经常按摩腰眼部位,可以温煦肾阳、畅达气血,增强肾的纳气作用,进而达到益寿强身的功效。具体做法如下:

◎两脚分开与肩齐宽,双膝微曲,双手虚握拳,贴在肾俞位置随着身体的抖动而上下抖动(图⑩)。

◎双手对搓发热后,紧按腰眼处,稍停片刻,然后用力向下搓到尾闾部位(长强穴)。然后再回头重搓,每次做50～100次,每日早晚各一次(图⑪)。

◎双手轻握拳,用拳眼或拳背旋转按摩,每次5分钟左右(图⑫)。

◎双手握拳,轻叩腰眼处,或用手捏抓腰部,每次做3～5分钟。

道家养生学认为,用掌搓腰眼,不仅可以温暖腰眼、疏通带脉和强壮腰肌,而且还能起到聪耳明目、固精益肾和延年益寿的作用。此法还有助于防治遗精、早泄、痛经和月经失调等病。

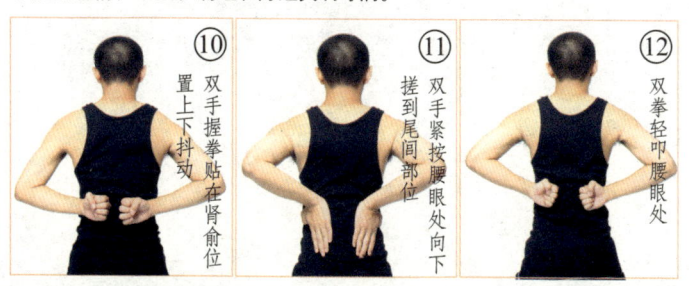

⑩ 双手握拳贴在肾俞位置上下抖动

⑪ 双手紧按腰眼处向下搓到尾闾部位

⑫ 双拳轻叩腰眼处